"学中医"系列丛书

学中医　用中医

顾　　问　王光英　陈至立　张克辉

学术顾问　颜正华

主　　编　邓杨春

副 主 编　白　晶　刘畅鑫

编　　委　（按姓氏笔画排序）

刘玉坤　刘应科　刘迪谦

沈文博　陈　洁　罗　宽

郭振山

中国中医药出版社

·北 京·

图书在版编目（CIP）数据

学中医　用中医 / 邓杨春主编 . — 北京：中国中医药出版社，2017.10（2021.7重印）

（"学中医"系列丛书）

ISBN 978 - 7 - 5132 - 4380 - 3

Ⅰ . ①学… 　Ⅱ . ①邓… 　Ⅲ . ①中医学 　Ⅳ . ① R2

中国版本图书馆 CIP 数据核字（2017）第 184440 号

中国中医药出版社出版

北京经济技术开发区科创十三街31号院二区8号楼
邮政编码　100176
传真　010-64405721
三河市同力彩印有限公司印刷
各地新华书店经销

开本 710×1000　1/16　印张 14.5　字数 205 千字
2017 年 10 月第 1 版　2021 年 7 月第 3 次印刷
书号　ISBN 978 - 7 - 5132 - 4380 - 3

定价　48.00 元
网址　www.cptcm.com

社 长 热 线　010-64405720
购 书 热 线　010-89535836
维 权 打 假　010-64405753

微信服务号　zgzyycbs
微商城网址　https://kdt.im/LIdUGr
官方微博　http://e.weibo.com/cptcm
天猫旗舰店网址　https://zgzyycbs.tmall.com

如有印装质量问题请与本社出版部联系（010-64405510）

为什么要学中医

编这个"学中医"系列书籍并不是编者原本的意思，编者的初衷只是想以一个中医的身份来看待这个世界，《学中医　用中医》是其中一本，与其说是一本关于如何使用中医中药的科普书籍，不如说是一本展现中医人眼中之世界的图书。

1. 认识世界，中医有某种优势

现代社会，凡事讲求科学，这本身没有任何问题。但是，科学是讲求证据的，所以在"有一份材料，说一分话"的时候，科学是远远不能解释这个世界的，而中医经过几千年的发展形成的世界观就具备某种优势。毕竟人类的认识是有限的，世界的知识是无涯的，所以在几千年前庄生便发出"吾生也有涯，而知也无涯。以有涯随无涯，殆已！已而为知者，殆而已矣！为善无近名，为恶无近刑，缘督以为经，可以保身，可以全生，可以养亲，可以尽年"的感叹。庄生发出如此感叹的主要原因是，人需要养生，所以要好好地爱护这个身体，而要想养好身体，首先要收敛外散的心性，控制自己的求知欲。

2. 养生治未病，中医是行家

如果追求认识这个世界，不会为了功名利禄，也不会触犯刑法，自然就是一种非常好的养生。然而，现代社会是商业社会，也是一个以金钱作为衡量人类价值的社会，"熙熙攘攘，皆为利往"，医疗也不例外。中医历来的传统，就是治病是一种道术，而不是一门技艺，所以医学不能成为谋生的手段，而只是作为施展仁心的方法。

如果涉及商业，很多医疗就会失去其原来的本意，比如有的医疗集团可以为了利润而隐瞒药物的副作用，有的夸大某种药物的治疗作用，有的甚至造假，这些都是健康市场中的泡沫。如果大家有一双敏锐的眼睛，就可以很好地避免上当，可以很好地保护自己的身心健康。——这就是编著这套系列丛书的原始发心。

3. 指导养生，原味中医也不错

当前，中医药的发展势头正猛，很多中医知识、养生观念开始进入民众的眼帘，在众多中医养生知识、观念之中，各有各的特点，各有各的优势。但是，自中医药理论形成以来，中医药的世界观都是"天地人"三观的统一，所以中医药是一门"大健康"学问，本丛书就是想从古代人的视角入眼，解释日常的生活现象。

一个好的医生，泥沙是良药，砒霜亦是良药，关键就看医生能否很好地利用了，这也是中国儒家传统中一直秉承的"中庸思想"，在中医看来则是"阴阳平衡"，把世间的物品都看成有阴阳属性，那么正确地使用这些物品就可以很好地将人体的阴阳偏颇纠正过来，这就是治病。

《学中医 用中医》只是第一本，我们也是在不断地学习中医，"五十而知四十九之非"，边学边写边编，在实践、创作、学习中不断充实，不断完善，不断深化对中医药的认识也是我们的一个心愿。

由于时间仓促，难免会有纰漏，欢迎同道斧正，也欢迎各位读者反馈问题。

邓杨春

2017 年 9 月 18 日

学中医　用中医

目录

第六章　肝为将军之官，胆为中正之官 / 103

第七章　肾为作强之官，膀胱为州都之官 / 127

学中医　用中医

第八章　方药小窍门 / 159

第九章　健康杂谈 / 189

目
录

第一章

一阴一阳之谓道

1. 中国饮食，为何那么讲究火候

华人都知道，中华民族很伟大，文化很伟大，而饮食文化更加伟大，中国人的饮食习惯、文化基因、人的体质其实都是一脉相承的，很多时候我们习以为然，不会去挖掘很多东西。

比如，西方人很容易发胖，女人一生孩子就走形，而在中国这种情况就没那么严重，这是为何？再者，为什么人类文明的标志之一就是火的使用，而不是水的使用，或者其他什么的使用？

中国人的吃非常讲究，比如最常见的滋阴要药阿胶，其炼制就需要考虑到很多因素，要驴皮，要东阿之水，要桑树柴火，这样炼出来的才是最好的阿胶，有的时候甚至要求水需要在冬至日子时取，驴也要是黑毛驴。

为什么？因为这些都是阴性之物，阴性之物方能补阴，方能滋阴。

 ## 中国饮食为什么要用水火

《黄帝内经》讲"**水火者，阴阳之征兆也**"，也就是说在大自然之中，水火可以代表阴阳，是阴阳的一个非常好的例子。当然，也有一些不一样的代表法，比如古代的炼丹术，就以汞与铅作为代表。

只有水才能制火，水火之间通过不断地交融才可以使得阴阳之间达到一种相对的平衡。

一般情况下，我们喝一点山泉水，很快就会腹泻，因为山泉水是阴性的，是良性的药物。但是，如果以火加热之后，变成了开水，就具备止泻的作用了。当开水凉了之后，其实跟山泉水之间的温度并没有区别，但喝起来就不会腹泻了。这就是凉开水的属性，它不再是纯粹的寒凉之性，而是得到了很好的制化。

同样，在饮食的过程中，如果有的食物没有煮熟，也就是火候不够，人吃了之后很容易就拉肚子；相反，如果煮得太过，或者不用水煮，而是用油煎，火就过大了，人稍微吃一点就容易"上火"，原因是火与水之间没有达到均衡，导致火候太过。

中医认为，人是阴阳平衡的动物，是天地之灵。但是，天地间的其他动植物和矿物大多是阴阳不平衡的，所以中医可以通过其他药物的阴阳偏性来治疗疾病，药物的偏性越大则毒性越大，药物的偏性越小则毒性越小，越可以长久服用。

但是，在药物进入人体之前，必须经过水火之间的调剂，才能达到人体可以吸收的水准。

南方人，因为外界环境很热，火太甚，所以体内很容易过于寒冷，这时就应该多食用熟食。

北方人，因为外界很冷，水太甚，所以人体内就容易过热，这个时候就会自然想吃凉菜，以调节阴阳。

西方人，因为经常吃凉食，而且很多食物都是没有经过水火调平，所以吃进去的多数偏于阴性，《内经》上说"**阳化气，阴成形**"，所以很多人吃吃就长胖了。

但是，食物经过水火调剂之后，阴阳平衡，此时阴既可成形，又得阳气之助，能化作人体之用，所以中国的传统饮食习惯，搭配有序，国人体型匀称。而现代社会，因为"洋快餐"的兴起，反倒造成许多虚胖的人。

☯ 2. 寒气重，急扶阳，心放宽

🔖 寒气重，有什么表现

寒邪在中医看来是主收引的，主痛，很多身体拘急或者身体疼痛都是因为寒气重。对于很多妇女同志而言，寒气重主要表现在经常痛经，经常头痛，经常冬天四肢冰冷，很多便秘也是寒气重引起的。

寒气重，怎么办？最简单有效的方法是中医的艾灸

很多人都会用艾灸的方法除寒，但是很多人因为使用艾灸后，出现"上火"，为什么？

这是因为寒气重往往造成经脉气血不通，如果用艾灸的方法对局部加热，有些时候也会造成"上火"的情况。在这种时候就可以灸一灸足三里，因为足三里是一个非常好的强壮胃经的穴位，而胃则是多气多血的脏腑，经过艾灸，阳气得到恢复，阳明经的气血得到了很好的运化，就可以把"上火"的情况减轻，也是中医艾灸过程中实现**"引火归元"**的一种方式。

 可是为什么有的人一直灸，还是阳气不足

在寒气重的情况下，一般会有阳虚的情况，阳虚较常见的有心阳虚、脾阳虚、肾阳虚。心阳虚则易出现心脑血管疾病、心痛等情况，脾阳虚则会出现便溏等。如果是肾阳虚，则会出现阳痿、早泄等情况，或者精神萎靡。

大多数情况下，寒气重伤阳气，人体缺乏阳气，男性会女性化，女性男性化，造成社会的中性化。

很多人长久艾灸却效果不好，还有一个重要原因就是心态消极，在中医来说是因为肾阳不足、脾阳不足、心阳不足。**肾主志**，肾阳不足则男女之间性取向出现问题，男人没有志气，女人没有操守；**脾主思**，脾阳不足则出现饮食习惯上挑三拣四，所以很多愤青出现，做事情马大哈；**心主神**，其志为喜，心阳不足就会出现整天郁郁不乐，缺乏乐观向上的状态。

所以，抗击寒邪，不仅仅需要依靠艾灸、中药等医疗手段，还需要从自身心理状态出发，培养积极向上的志向，养成健康的情操。

☯ 3.滋阴与扶阳，你更适合哪一个

对于中医理论，很多人追求扶阳，有的人追求滋阴，各有各的理由，各

学中医 用中医

有各的好处，但是到底哪个适合你，估计还是要经历一番审查才知道。

首先要明白阴阳是怎么回事，然后才好判断到底阴阳之间需要怎样对待。

先不说阴阳，我们先说一下动静，因为——

太极动而生阳，静而生阴，动静是阴阳的根本，欲明白阴阳需先明白动静。

以我们现实生活中的例子，运动多的人有一个大的特点，就是不容易生病，身体抵抗力很强。而不喜欢运动的就经常得病，容易多愁善感，比较依赖药物。但是，运动的人相对于静的人，往往活的时间会较短。

很明显的例子就是赤道地区的非洲人，他们的运动天赋是很强的，但是他们的寿命相对来说比较短，这就是一个动静之间的对比，也是一个阴阳之间的对比。

中国的古代思想里也有一些这样的鲜明对比，比如道家是主张阴的，所以道家说归根曰静，又说静为躁君，主张以静制动，主张要保住这个看得见摸得着的身体，修道成仙，所以庄子宁愿当一个乌龟，也不愿做楚国的宰相。

另外一方面，则是我们的正统儒家，主张动，从《周易》的"**天行健，君子以自强不息**"，到后来孔子对子贡所说的"人生而不息"，人生下来就是不可以停息的，要想停息，那就只有等死了以后。儒家重视的是阳，看得见的身体无所谓，他们追求的是思想的不朽，是身体没有了还能活在人民的心中。

那么作为医家，怎么看呢？

《黄帝内经》中对阴阳的定义也是很有意思的：

 阳者，卫外而为固也；阴者，藏精而起亟也

阳是用来干嘛的？用来维护人体的健康的。阴是用来干嘛的？"起亟"。什么是"起亟"？古人说"承天之时，因地之利，口谋之，手执之，时不可失，疾也"，就是把握住这个生存的机会，是为生命立极的一个时机。所以，阴阳的功用是不相同的，阳的作用是护卫，阴的作用是生命的一个时机。

所以，针对阴阳的作用，我们会在不同的时期做出不同的动作。平时，我们狠命补阴，大鱼大肉，牛奶厚味，大口大口吃，从来无所畏惧。但是，一到生病，就会非常注意，因为这个时候阳气卫外的功能不能正常发挥，生病了，也不能运化水谷了，就选择吃清淡一点，医生说什么不能吃就不吃。

严格来说，人的这种选择是对的，只是很难把握一个度。平时要多养阴，关键时刻则需要扶阳。养阴是为了更好地把握生命的时机，所谓"静如处子"，扶阳呢，则是要护卫整个人的身体，就好比"动如脱兔"。在滋阴和扶阳的过程中，我们应该掌握一个度，不是一味扶阳，也不是一味滋阴。

 # 4. 滋阴有妙方，不在熟地黄

了解中医历史的人都知道，中医有一个医学大家主张滋阴，这位大家是总结了金元时期影响最大的几位大家的学术思想之后提出来的滋阴学说。

他就是我们耳熟能详的金元四大家之一朱丹溪。朱丹溪在国内的影响可能不大，一般民众不是非常熟悉，但是在日本的影响却是相当大的。一方面是因为日本引进朱程理学，很多中医大夫都是中华文化的忠实粉丝，准确来说是朱熹学术的忠实粉丝，所以有朱学背景的朱丹溪在日本就非常受欢迎；另一方面，也说明朱丹溪学术思想的过人之处和其诊疗思路的可师可法。

为什么要滋阴

朱丹溪认为人体是**"阳常有余，阴常不足"**，为什么？以阴阳而言，天为阳，地为阴，天是包括地的，所以天比地大，以此而论，阳气比阴气充足，在人身亦然，人体阴气不足，阳气有余是生而如此的。

另外，人体之阳气是无形的，是容易生成的，但是阴却不一样，很难生成，比如古代人知道阴难成，所以规定男女必须分别到了三十岁、二十岁才能结婚交合，其实男子二八、女子二七就有生育能力了，之所以如此，主要原因就是因为阴难成，而阳气容易生成，过早结婚，易伤身体。

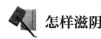 **怎样滋阴**

朱丹溪秉承宋儒"存天理灭人欲"的观念，认为养阴的关键在于"饮食男女，人之大欲存焉"，所以专门写了一个饮食男女箴言："**男女之欲，所关甚大；饮食之欲，于身尤切。**"

在饮食上，山野村妇没有什么大鱼大肉，所以很多人都能健康活到七八十岁，而有钱人因为大吃肥甘厚味，反而生出很多病来，因为病从口入，所以主张要节欲，不能大吃大喝。

在男女上，朱丹溪有点禁欲主义的特色，特别是在巳午未这三个月，火气旺，人一接触男女之事就会相火旺盛，所以夫妻必须分房睡，这样才能安心养神，不为欲望所困。

 如何用药物膳食以养阴

很多人一听到养阴，就会想到熟地黄，就会想到六味地黄丸，然而滋阴的鼻祖恰恰不是用的这种方法。

朱丹溪在《格致余论》中提出了一个非常好的养阴之方，特别适合老年人，因为老年人阴虚最厉害。他说"因成一方，用参、术为君，牛膝、芍药为臣，陈皮、茯苓为佐。春加川芎；夏加五味、黄芩、麦门冬；冬加当归身，倍生姜。一日或一帖或二帖，听其小水才觉短少，便进此药"。只要肾虚一有苗头，就可以用此方进行补益。

毫无疑问，此方以人参、白术、茯苓、陈皮、芍药、牛膝为主，是在补脾胃的基础上稍加一两位疏肝、理气、引火下行的药，并没有明显的滋阴之药，滋阴的大要在于脾胃之阴，也许这是很多人没有想到的。

 5. 滋阴有六忌，小心莫中招

中医是很好的医疗方法和技术，也是一门非常高深的哲学，在众多中医职业人员之中，很多人其实只是把中医看成治病的工具，看成是经验的积累，而忽视了中医的内在特性。

比如，很多人治疗咳嗽，一个方子里面全部是止咳的药，紫菀、百部、百合、五味子等，只要是可以止咳的药都放在一起，病人吃了大多数时候能得到一定的缓解，但是并不能达到治本的效果，这种医生我们把他叫作只见树木不见森林的盲人摸象。

另外一种医生则是"庸医"，在这种人之中，最多的是凡病都从阴虚论治，不管什么病上来就是六味地黄丸，就是滋阴，最典型的例子就是明代有一个医家，对内伤病专门推崇六味地黄丸，而且说得神乎其神。

其实，在滋阴的时候，如果路子不对，会出现很多后遗症，害人不浅。

 咳嗽滋阴，则现痿证

很多人咳嗽，都有一部分燥气伤肺的原因，所以很多人治疗咳嗽就是滋阴，滋阴可以很好地克制咳嗽，使咳嗽不会那么严重，但是久而久之，人就得肺痿病了，所以对咳嗽必须辨清到底是什么原因造成的，遇寒则祛寒，遇热则除热，遇湿则祛湿，不能一概而论。

 痢疾滋阴，则成鼓胀

很多人得了痢疾，都会出现一些燥邪伤阴的现象，如果此时按照阴虚来治疗，就会被补成鼓胀。痢疾源于下焦湿热气滞，这个时候最应该做的就是理血、行气，即使有些微阴虚的情况也不能按照阴虚来治疗。

 疟疾滋阴，则成痞证

中医所讲的疟疾并不仅指疟原虫引起的疾病，而是包括所有"一会儿发热、一会儿正常"的寒热往来的疾病，这种疾病在中医看来是邪在半表半里，最应该以和解的方法治疗，如果滋阴，就会成为心下痞的疾病，按照现代医学来说，就会形成胃炎。

痰饮作阴虚治，则成肿胀

痰饮病说白了就是身体寒湿之气太甚，这个时候再滋阴，就是封堵了湿气的出路，脾、胃、肾、膀胱都不能很好地转化湿邪排出体外，所以就会形成肿病。

 吐血遗精作阴虚治，可成虚劳

吐血、遗精可能是由于人体的气血不通畅，这个时候需要做的就是通畅经脉，比如疏肝顺气，此时若一味按照阴虚治疗，就可能会导致虚劳。

 湿阻食滞作阴虚治，则成关格

湿阻食滞，一方面是湿气重，蕴结中焦；另一方面则是脾胃虚弱。在脾胃系统内，脾主运化，胃主消磨，脾喜燥，胃喜润。脾胃虚弱则脾运化不足，而胃中积食，这个时候用滋阴的方法润之，就会使脾的运化功能更弱，形成关格，导致吃不下饭。

以上几种都是在滋阴的时候经常碰见的情形，如果不小心犯了忌讳，病人不但不能很快好起来，还有可能被治坏。

 ## 6. 如何面对死亡

世间也许有很多不公，但是有一件事是公平的，那就是每个人都必须面对死亡，这是无法逃脱的。正是因为我们都必须面对这个死亡，所以我们无法回避，才会有了各种临终关怀，才有了终极关怀。

佛教一直讲究一个往生，修行就是为了很好的往生，解脱。而中国本土的儒家却讲究一个天命，要知天命。关于这个知天命，很多人不能理解，特别是现代人，对生命缺乏敬畏，对大自然缺乏敬畏，已经到了狂妄的境地。

几年前，我祖父得了中风，他第一次中风时，我给祖父开了小续命汤和黄芪桂枝五物汤，他一个礼拜就恢复了正常，但是祖父说自己只能活到那个时候，该禁口的东西也不禁，想吃什么就吃什么，也不太吃药了。后来几个月，又中风了一次，这次中风之后就不吃药了，在床上待了三个月，走了。

其实，对于一个医生来说，生病吃药是天经地义的事，但是祖父并不喜欢折腾，觉得命该如此，都已经活了八十多岁了，生命就差不多了吧，没有什么太多可以留恋的了。

如果是其他的家庭，特别是现代城市家庭，老人生病了，肯定要在医院住院几个月，至少得进医院，不然子孙就是不孝了。而所谓的生死其实用中医的五行是很容易推断的，也就是孔夫子所说的**"五十而知天命"**，人如果不知天命，就容易做出很多出格的事情。

现代人因为观念不同，或者被舆论所限，很难理解孔夫子当年所说的深邃的话。孔夫子也注定不被理解，但是在古代有如此境界的人还是存在的，比如那个流氓起家的皇帝刘邦，他虽然有点流里流气，但是格局却非常高。

刘邦在平定陈稀、彭越造反之后，身体状况就急剧直下，自己也知道快死了。但是吕后非得给他找医生治病，刘邦就不乐意了，说乃公以布衣提三尺剑而取天下，此非天命也？有天命在，扁鹊岂能为哉？

要明白了这个天命，患者就不会因为要面对死亡而恐惧，而乱折腾，家属则不会因为有一个绝症病人而备受社会舆论或者内心的谴责。

现在得癌症或者心脏病的人那么多，如果按照现代医学的治疗方法，放疗、化疗或者心脏安放支架，动不动就是十几万、几十万，对于一个中产阶级家庭来说，就是毁灭性的打击。

辛辛苦苦几十年，为的就是脱贫致富，过上好日子，但是只要一场大病，很快就回去了。而且，对于癌症来说，绝大多数都是不能治愈的。现代医学的癌症治疗存活时间并不理想，病人也得受很多苦，有时候，选择中医慢性调理，放松心情，放下一切，或许是更好的选择。

所以，对于大多数大病的治疗，不仅仅是一个医疗问题，更多的是经济和伦理问题，而我们面对死亡的态度将决定我们能否获得最好的结果。

中医因为在中国文化中成长，其临终关怀是很人文的，一方面强调每个疾病都有治疗痊愈的可能，人不能放弃治疗，不能放弃生存的意念。另一方面，中医在面对死亡时，有一个天命观，有一个终极关怀在，很多高手断出病人的死期，就会吩咐家属好吃好喝对待病人，也不再开药。

每一个人都是向死而生的存在，但是每一个人都要有积极求生的意念，同时也要有一个面对死亡的心理准备，按照孔子的说法，我们必须"知天命"。

7. 治病不可忘扶阳，阴平阳秘体自康

前面写了几篇关于阴阳的文章，阴阳是中医学术上不可逾越的两座山，很多人都在阴阳里面打转，做文章。滋阴与扶阳之间的争论也一直没有停止过，就好比伤寒与温病之间的争论，但是阁主还是有自己的主张。

养生偏滋阴，治病偏扶阳

举一个很简单的例子，2012年我有一个朋友生病了，咳嗽很厉害，吃了不少中药，也打了不少吊瓶，总是不能断根，于是问我如何是好。当时，我在北京，朋友在成都，我就勉强给她开了一个方，方中以桂枝、苍术等扶阳之药为主，总共开了3天的药，3天吃完了，她也没继续吃，只是觉得轻松很多了，咳嗽好了7成，就没有继续吃药，不过吃药后的一个礼拜，她的咳嗽慢慢就消除了。

我在平时治疗感冒时也有类似的经历，如果用偏寒凉的方法治疗感冒，则感冒好了还需要吃几幅药巩固疗效，大部分温病学派的人都会这样操作，这也是叶天士这个祖师爷的遗训，正所谓"怕炉中火未熄灭，死而复燃"。

如果用偏向于扶阳的办法治疗感冒，很多时候虽然有一点热象，但是用辛温的药配合得当也可以非常快就治愈，而且感冒还没有完全好就可以停药，因为阳气得到恢复，人体自然就会有抵御外邪的功能。

这是在治疗外感疾病的时候，如果治疗内伤疾病，用扶阳的路子治疗阳虚，或者治疗阳虚不是非常明显的疾病，也可以得到很多意想不到的效果。这就好比《黄帝内经》所说的**"阳者，卫外而为固也"**，风寒感冒，只要是从外而来的就需要扶阳。如果是自内而生的，比如伏气温病就得另外考虑了。

"阳气者，若天与日，失其所则折寿而不彰"，阳气最怕的就是失其所，待在不该待的地方，也就是我们经常所谓的上火、局部上火或者局部发热等现象。内伤病往往就会出现这种失其所的情况。

所以在治疗内伤病的时候，首要的不是扶阳，而是通畅经脉，经脉舒畅了，阳气能够归位，不管是引火归元还是通调经脉，都可以很好实现阳气"彰"的效用，发挥其应有功效。

不过在温通的时候，其实做的就是扶阳的事，所以扶阳与温通有时候很难分得清楚。

 ## 8. 扁鹊为何推崇扶阳

在中医话语圈内，黄帝、岐伯是上古医道传承人的代名词，而扁鹊则是神医的代名词，有人说扁鹊是黄帝时人，也有人说扁鹊是秦越人，宋代有一个人医术高明，叫作窦材，他说自己就是"扁鹊第三"。

窦材把自己行医40余年的经验写成了一本书，叫作《扁鹊心书》，书中向我们透露了长生之道。其中的一个核心观点就是要扶阳，他在书中说：夫人之真元乃一身之主宰，真气壮则人强，真气虚则人病，真气脱则人死。**保命之法：灼艾第一，丹药第二，附子第三。**

不管是仙丹，还是艾灸，还是附子，其实都是扶阳的要药，很多人越来越老，就会出现阳虚的状况，怎么养生最好，窦材给出了很好的建议，他说：

"人至三十，可三年一灸脐下三百壮；五十，可二年一灸脐下三百壮；六十，可一年一灸脐下三百壮，令人长生不老。余五十时，常灸关元五百壮，即服保命丹、延寿丹，渐至身体轻健，羡进饮食。六十三时，因忧怒，忽见死脉于左手寸部，十九动而一止，乃灸关元、命门各五百壮。五十日后，死脉不复见矣。每年常如此灸，遂得老年康健"。

为什么要扶阳

前面说到，朱丹溪一直强调要滋阴，滋阴可以长寿。朱丹溪的观点是，相火妄动就会导致人体欲望炽盛，妄加发泄，这样就会形成阴虚，导致人体衰弱。所以最好的方式就是滋阴，因为这样可以节减支出，这是穷人家的活法。

如果是富人家，就完全不一样了，没有钱不是因为你花的多，而是你挣的不够。所以扶阳的理路就是，人容易阴虚，也容易阳虚，但是如何把阴虚这个状况改善呢？增加阴的摄入，这样就可以使得人体不再阴虚了。

但是对于阴虚，滋阴效果太慢，只有通过无形的阳气才能使阴很快恢复！滋阴与扶阳之间，其实不是说谁重要的问题，而是先后的问题，阴与阳都重要，但是先滋阴还是先扶阳，哪个好呢？

比如，对于同样是虚的人，没有明显的阴阳偏差，我们选择扶阳还是滋阴？如果选择滋阴，那就是内向的发展，减少了支出就是发家致富；如果选择扶阳，那就是在外贸易，挣钱多自然就发家致富了。

所以，对于人体来说，扶阳是一个主动的过程，也是一个人征服疾病的过程，而不是忍受疾病。

人如果要享受高质量的生活，就必须扶阳，而不是朱丹溪的滋阴禁欲主义。

9. 六味地黄丸滋阴降火，为何有人服用后反而"上火"

六味地黄丸是中药里面最为人所知的药，也从一个侧面说明了很多中国人或多或少都有肾虚，不管男女。

另外，六味地黄丸的确功效非常多，以至于有中医大家认为，凡是内伤病都可以通过六味地黄丸加减来治疗，这也说明了六味地黄丸的药性是比较平和的。

正是因为如此，很多人一有问题，只要跟肾虚有关就会想到服用六味地黄丸，其中有一种现象就是上火了就服用六味地黄丸。在大多数情况下，人上火是因为火气重，肾水亏虚，所以服用六味地黄丸或者知柏地黄丸会有很好的效果，但是也有的情况下服用六味地黄丸之后，上火情形变得更加严重了。

 ## 为什么吃六味地黄丸会加重"上火"

其实，上火是一种局部病变，中医讲**"气有余便是火"**，所以嘴唇上火其实就是头面局部出现了"气有余"的现象，而导致这种现象的根本原因则是因为气血不能正常升降。

主要有两个原因：其一是体内有血瘀导致气滞，遇这种情况就必须先去瘀血，然后再降火，方能治愈；其二是气滞导致了血瘀，最后形成了上火，这种情况的根本原因就是脾胃作为运化枢纽的功能失调，导致气的升降出了问题。

所以，上火在很多情况下都是脾胃问题，而脾胃是最怕湿邪的，如果人体内湿邪很重，脾胃的运化功能不行，吃了滋腻的六味地黄丸，一时间不能正常运化，湿气加重，就会出现上火加重的现象。

 ## 什么样的"上火"才能用六味地黄丸

六味地黄丸是滋阴的药，特别是滋肾阴，所以必定是阴虚的情况，才能用六味地黄丸，其中阴虚的主要表现则是五心烦热，手足掌心烦热，胃口大开，这种情况下既有阴虚，又没有湿邪阻滞中焦，服用六味地黄丸就可以很好地将火气降下去，达到引火归元的效果。

湿气重就不能用六味地黄丸么

六味地黄丸本来是为补肾、祛湿而创建的，为什么中焦有湿气反而不能用？其实，六味地黄丸所去之湿气是下焦湿气，不是中焦湿气。中焦有湿气。一般表现出胃口不佳，吃东西容易腹胀，如果有其中一种症状，则不可服用六味地黄丸。

10. 为什么癌症一发现往往是中晚期

现代致命的疾病很多，但是让人谈起便色变的头号杀手要算癌症了，只要跟癌症相关，病人知道之后的第一反应就是没多久可以活了，很多人便开始惶惶不可终日，好像世界末日要来了。

为什么会出现这种情况？原因很简单，癌症本来就是很严重的疾病，而且只要西医能检测出来，往往已经到了很严重的时期，一般是中晚期。

然而，癌症早发现收效未必就好，很多人早发现并不能治好。为什么？其中有两个原因。其一，发现之后，对人的心理打击太大，导致很多人失去了活着的勇气，有一种精神自杀的倾向，这是人们至今为止，不管是中医还是西医都无法改变的。其二，癌症发现时其实就已经是绝症，不发现也是死，发现了不开心郁闷一些日子，死的更快。

为什么癌症一发现往往就是中晚期

首先，按照中医的观念，人生病有三个层次，最轻的是神的层次，比如突然惊吓一下，其实已经生病了，有人激怒，马上脸色就变了，这种变化就是一种神变，古人叫作"阴阳之患"，也是生病，只是很多人不会放在心上，不觉得是疾病。

其次的层次就是气，比如工作久了，精神就集中不了，这个时候是神病了，但是还没有结束工作，继续发展就变成气了，人会出现心慌气短，出现疲惫的症状，这种就是气病，比神病深一个层次。

第三个层次，就是形病，所谓的形病，就是现代仪器科学可以检测的器质性病变了。到了可以用仪器检测出来，就是疾病已经深入，已经是非常严重的疾病了。

对于中医来说，气病、形病是常见的，而对于神病，其实也很不好掌握，绝大多数的人都不会认为神情之变是病，然而道家则认为有喜怒便是疾病，所以道家一直主张清净无为，不要有任何的情绪波动。

 ## 形病分几种

中医发展几千年，脏腑生理的最高著作是《黄帝内经》，辨证论治的最高经典是《伤寒论》，伤寒论将人的疾病分成六种类型，这六种类型是按照病情的深浅，变化发展的顺序排列的，分别是太阳病、阳明病、少阳病、太阴病、少阴病、厥阴病，越往后越严重。

然而，绝大多数的癌症都是厥阴病，也就是说癌症是形气病之中的最后一个阶段，很多都发展到了扁鹊所谓的"**疾在骨髓，司命之所属，无奈何也**"，就是说病入膏肓，人力很难挽回了。

《素问·四气调神大论》告诫后人："是故**圣人不治已病治未病，不治已乱治未乱**，此之谓也。夫病已成而后药之，乱已成而后治之，譬犹渴而穿井，斗而铸锥，不亦晚乎？"

当我们发怒，悲伤的时候，人的神就开始不稳定了，这个时候很多邪气就进入人体，人就开始神病了；如果生病后不好好调理，随着邪气不断深入，人的气血就会紊乱，之后就会发生脏腑器官的病变，最后就会出现器质性病变，就是现在用仪器可以检测到的疾病，到了这个时候，就很难治愈了。

这个时候再来谈治疗，谈养生，就是"渴而穿井，斗而铸锥"，有点太晚了。所以，一定要注意，癌症患者首先是从神病开始的，郁郁寡欢、悲伤痛苦等消极情绪积累久了，很有可能导致癌症。在生活中，持续的长时间失眠，就是身体健康出问题的征兆，一定要引起注意。

11. 阳郁阳虚区别大，治疗之时要分清

其实，古代很少说阳郁，而是说气郁，阳郁这个词是经方家专业用语，主要指的是伤寒病中的少阳病。然而，现实生活中，表现为阳虚的人有一半以上其实不是阳虚而是阳郁。

阳虚和阳郁有什么共同点

阳郁和阳虚都有一个共同点，那就是四肢冰冷，怕冷，穿多少衣服都觉得冷。

阳虚与阳郁的区别点是什么

阳虚和阳郁之间的区别就是，阳虚是阳气的确很少，不能从体内出来；而阳郁则刚好相反，是因为内有邪气阻碍，导致阳气不能正常输布，四肢阳气不足，这个时候就出现四肢冰冷，但是内部却又比较热。

他们的区别主要表现在舌质上，阳郁的人舌质是暗红或者鲜红，阳虚的舌质则是淡白的。

阳虚和阳郁如何预防

阳虚是的的确确的阳气虚，需要用一些温热的中药补阳气，比如桂附姜、黄芪人参之类，导致阳虚的原因主要是熬夜，吃冷食品，性生活过多，输液太多，吃抗生素太多等。

阳郁则主要是由于肝气郁结导致的，这个时候就要用疏肝解郁的柴胡才能治疗，同时在生活中最好保持一颗开朗的心，积极向上，在这种情况下，就可以避免阳郁的形成。一般的阳郁，可以用小柴胡颗粒治疗，或者用四逆散。

12. 阳虚、阳郁致吸毒，千年神方见奇效

毒品一直都是我们所恐惧的，但是为什么那么多人前赴后继地以身试法，以身试毒，说白了，就是毒品能够让人得到一些满足，以至于饮鸩止渴，现在我就从中医的角度解析一下人为什么会吸毒。

在中医的理论中，将人体分成阴阳，疾病无非就是阴虚与阳虚，当然在阴虚之中又有很多类型，阳虚之中也分很多证型。对于吸毒的人来说，几乎都是阳虚，而且通过吸毒越来越阳虚，这是一个恶性循环。

人为什么吸毒

绝大多数的人吸毒都是在心情烦闷、提不起精神的时候，这在中医看来其实就是阳虚或者阳郁，需要一些药物打通关节，或者用解郁的药，或者用扶阳的药加以治疗。其实，一开始毒品就有这种功能，比如可卡因一开始就是用于缓解疲劳和减轻饥饿口渴感；士兵摄入后健步如飞，效果非同凡响。其后可卡因变成了非常流行的药品，用来治疗各种疾病。

其实，鸦片也一样，一般心情抑郁的人都胃口不佳，甚至无精打采，这个时候就需要吃一些扶阳的药，或吃一些开胃的药，其实鸦片就有非常好的开胃效果，可以治疗各种肠胃疾病，中国古代本草早有记载，现代的火锅店也时有报道。

心情抑郁，食欲不振，无精打采，其实大多数情况下都是消极的，都是中医所说的阳虚，或者阳郁，通过吸食一定量的毒品就会刺激人体产生一时的兴奋，然而这种兴奋并不是持久的，而是短暂的，时间过了之后，便更加严重。

中医如何戒毒

在了解了吸毒的情况之后，其实中医就可以很好地对症下药，因为人吸

学中医 用中医

毒之后会畏光，喜欢阴暗地独处，不喜欢见人，郁郁寡欢，完全是中医的一种气郁证型和阳虚症状。因此，中医一般会使用一个非常常见的方治疗，那就是鼎鼎大名的四逆散（出《长沙方歌括白话解》）。

 四逆散是治疗什么病的

四逆散出自汉代医圣张仲景的《伤寒论》，文章记载"少阴病，四逆，其人或咳，或悸，或小便不利，或腹中痛，或泄利下重者，四逆散主之"，少阴病是中医将疾病分成六类之中的一种，主要表现就是神情消极，闷闷不乐，精神萎靡，四肢冰凉，这种情况其实是阳虚兼阳郁。

此方组成是：柴胡、白芍、甘草、枳实各15克，打粉，白开水冲服，每次5～10克，一日两次。持续服用后，疗效显著。

 如何预防吸毒

由于吸毒的人都有阳郁或者阳虚的情形，所以大家一定要保护身体，不能让体内阳气太虚或者郁结阳气不得疏布。

 13. 为什么名医治不好自己

很多人问过我，医生会不会生病，每次遇见这种问题我都会哑然一笑，医生为什么不能生病？生老病死是每一个人不可或缺的人生历程，虽然大家都希望能够长生不老，其实至今为止没有人不会死。

其实问为什么名医治不好自己，就好比问"农民为什么会饿死"一样，农民生产的都是自己吃的东西，但是最后为什么还会饿死？医生所掌握的技术都是治病的，为什么还是会病死？

其实，农民生产的农作物根本不可能全部由农民支配，绝大多数都被别人支配着，医生的身体也不可能由医生支配，而是被社会各种因素支配着，正是因为如此，人的主观意愿再强烈，最后还是不能完全控制自己的身体，难免会生病。

 ## 什么支配着医生的身体

对于医生或者人类来说，支配身体的东西无非那几样，中医说：致病的外因有风寒暑湿燥火，内因有喜怒哀乐恐，还有一些不内外因，比如车祸，这些都是人所面临的大问题，没有一个人可以避免。中医或者说名医虽然知道这些，但是并不代表就不被这些东西所影响。就好比西医学明确知道有很多细菌是剧毒的，但是并不代表西医大夫就不会感染病毒。

所以在治疗的过程中，医生都非常注重病人的社会环境，非常注意气候条件，考虑完这些之后才是中药的问题。

 ## 但是，外感避之有时，七情无处可逃

现代社会科技发达，对于天气条件可以很好地预测，也能很好地规避，但是科技唯一无法影响的就是人的情绪，因为人的情绪是无法用先进的科学技术加以改善的，甚至由于科学技术的提升，人类越来越暴戾，情绪越来越难得到很好的疏泄。

其实，医生也分两种。中国汉代把中医分成四类，一是房中术，一是经方，一是医经，还有一个就是神仙，所谓的神仙就是养生术，长寿的人未必懂医，懂医的未必能长寿，懂中医跟长寿不能画等号。

当然，中医非常注重养生，也就是所谓的治未病，特别是对医生本人的情绪控制。有的人，在医学上未必有非常高的造诣，但非常注重养生，所以能够非常高寿。

也有的医生，自恃"武功"高强，风寒感冒根本不放在眼里，因为这些小疾病对他来说就是小菜一碟，甚至有时在情志方面也比较容易走极端。这种人一旦患重病，其实更加难治。

所以，中国古典《尚书》有一句话，教导我们**"非知之艰，行之惟艰"**，就是说掌握了一种知识或者技巧，跟实践中脚踏实地地运用，是两回事。

名医治不好自己的病，不是在不能治，而是本身这个"病人"不听话，往往身不由己。试想，一个不听医嘱的病人，遇到再高明的医生疗效也是要打折扣的。

 ## 14. 只要手足心热就该滋阴吗

大家都知道中医看病讲究辨阴阳虚实、寒热表里，阴阳寒热表里虚实组成了中医辨证论治的一个大范畴，是最简便的辨证方式，很多医家都以此来指导实践。

在八纲辨证中，首重辨阴阳，因为阴阳其实是可以统领其余六个要素的，在辨别阴阳的过程中，就会出现阴阳虚实分别配对，于是就有阴虚、阴实、阳虚、阳实，大家讲得最多的是阴虚、阳虚，而不知道什么是阴实、阳实。

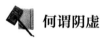 ### 何谓阴虚

大家判断阴虚的方式很简单，比如四肢掌心烦热，这就是阴虚的表现，一般阴虚是在血虚的基础上，外加一点热象，显然在大多数情况下这是正确的，但是有一些时候是不正确的，很多阴虚表现的人其实是阴实。

所以在给阴虚病人滋阴时必须先考虑到底是否是真正的阴虚，有没有其他情况，比如阴实。

 ### 何谓阴实

阴实，说白了就是在五脏中有了一些有形的东西，其实按照中医的分类就是两类，一类是痰湿之邪客于脏腑经络，这种主要是阴虚伴有痰湿；另一类便是血瘀。

所以手足心热很多时候其实是肾阴虚加上痰湿瘀阻，如果这时滋阴，无疑不能发挥很好的作用，有时反而可能会加重，因此必须活血化瘀、温化痰饮相互结合，先将痰瘀湿阻解决完之后，再治疗阴虚。

阴实主要包括什么病

其实阴虚主要是肾阴虚，而阴实也主要是肾阴实，肾阴实其实就是肾中长了东西，或者肾炎，或者肾囊肿，所以建议有肾阴虚现象的患者慎重吃药，看看是否有痰湿瘀阻之后再吃药。

15. 对人伤害最大的明明是风气，为什么我们只关心寒气和湿气

了解中医的人都知道，有一句话"风为百病之长"，很多疾病都是因为风气才有的，但是现代的科普文章，很少人提到风邪。

 风邪是什么

在中医的致病因素之中，主要有内伤七情，外感六淫，所谓的六淫是"风寒暑湿燥火"，也有所谓的六气"风寒暑湿燥火"，那么六淫与六气有什么区别呢？

顾名思义，六气说的是六种正常的气候，比如说自然界的温度可以从零下几十摄氏度到零上几十摄氏度，但是对于人来说，温度超过37℃就很难受了，超过37℃的时候，就是一种异常气候，对人体会产生伤害。六气也是，只要在正常的范围内，对人就是健康的，比如说风，春风和畅，人吹了很舒服，这个时候的风气对人体，对万物来说都是健康的，但是如果风夹杂着寒气或湿气，或者十级大风等，就变成了六淫之邪，也就是风邪。

 风邪可致命

中医经典中，几乎所有的内科书开门见山都是将中风放在第一位，因为中风是可以要人命的，比如《伤寒论》第一个方子就是治疗"中风"的，当然这个中风与现代所说的中风有所差别，但是病因还是因为风。

风邪的特点

"风为百病之长"，是什么意思呢？这句话可以结合《易经》"元者，善之长也"来理解，这句话在《左传》的表述则是"元者，体之长也"，"长"其实就是脑袋的意思，用来比喻最重要的部分，所以这句话的意思就是：风邪为百病中最重要的病因。

有了风邪，夹杂寒气，则变成了风寒；夹杂湿气，则变成了风湿；夹杂热气，则是风热等，**如果没有风邪带路，外在的邪气是很难进入人体内的。**

如果风邪在皮表，则表现为出汗，自汗出，这是初期的，如果不愈，则变成各种皮肤病，也就是中医所谓的各种"风"，如白癜风、面风等。

如果风邪在肌肉，则表现为与湿邪、寒邪相结合，变成风湿、风寒，出现肌肉酸痛，出现各种肌肉不适；如果风邪在筋骨，则会出现各种关节炎，各种类风湿关节炎。

如果风邪在络脉，就会出现四肢麻木不仁；如果风邪在经脉，就会出现偏瘫、偏枯，如果风邪在腑，可能出现胃风，一吹风则腹痛，如果是肠风，则会大便下血等。风邪如果入脏，那就严重了，现代的脑中风之类的就是此种。

所以风邪是"善行而数变"的，变化无穷，又是各种恶势力的带路党，最为可恶，为什么大家反而不关心了呢？这就是因为大家对中医不了解。

 如何保护自己免受风邪

风邪要进入人体，最重要的一个环节就是突破人体的表层，所以最好的办法则是保护好自己的卫气，因为卫气可以护卫整个身体免于风邪的伤害。

保护卫气最好的措施就是营卫协调，经常锻炼身体，动静结合，避免汗出当风等情形，如此方能避免风邪伤人。

16. 如何判断一个正规的好中医

我作为一名医生，虽然从医不到五十年，但是从小懂事跟祖父、父亲诊病以来也将近三十年，见识过不少中医，既有声名远播的大医，也有默默无闻的一般医生，总算有些见闻，所以想给大家提一个小小的建议。那就是如何判断自己所找的中医是否合格，是否打着中医之名的"庸医"，但此方法对只有一招灵的医生除外，这种医生是特殊情况，不是正规套路。

 ## 从诊病看

中医讲究望闻问切，但对一般人这四个技术都用上是比较少的，对很多病人只需要其中的两项，或者三项就可以确诊，但是有两项是必不可少的，那就是望和切。

有的老医生切脉技术高超，很多时候就不问患者了，或者患者本来就是哑巴，但是只要通过切脉，诊病一般也能八九不离十。

闻主要是针对气味和声音，针对一些特定的疾病，有的病人用不上，所以不是一律都有。

望闻问切中以切脉最为重要，因为切脉关系着医生对病人全身气息的把握，不明白患者身上气机的升降出入就开方，十有八九是蒙的，而不是真正地辨证论治。

第一类可以直接淘汰的中医生是：先让你检查胸片，验血等，这种中医生压根就不是真的中医。但是如果在进行了中医诊断之后，还有一些疑问，建议患者做一个西医的检测，这种是负责、谨慎的态度，另当别论。

现代很多医生切脉都是做做样子，比如有一个老奶奶腰椎出了问题，去著名的三甲医院会诊，在会诊单上脉象只有三个字"脉弦滑"，对于这样的会诊单，我可以很负责任地说，没有什么参考意义。

所以，查看一个中医生的诊脉记录，就知道他懂不懂中医了。诊脉主要取手腕部的"寸口脉"，左手寸关尺，浮中沉；右手寸关尺，浮中沉。如果连这些都不懂，那就不算真正会把脉。退一步讲，很多人怕麻烦，就直接写寸、关、尺分别是什么脉，没有详细到浮中沉，这种勉强算合格。

像上面那种只知道写"脉弦滑"三个字的中医生，多数是不精通脉法的，不明白脉法，就不知道人体的气机出入升降，开出的方十有八九也是蒙的，所以这是判断医生的第一条。

从处方看

从处方看，很重要，因为很多处方病人自己也看得懂，医生更不好骗人了。

第一类是看组方，如果医生只会集合所有跟疾病有关的药组合成方，比如治肾虚则整个方全是肉苁蓉、巴戟天、菟丝子、熟地黄、鹿角胶等补肾的药，如果治咳嗽就全是贝母、紫菀、桔梗、五味子等止咳的药，如果治瘀血就全是牡丹皮、桃仁、红花、当归等药。这种人压根没明白中医的精髓，不会辨证论治。

第二类就是看药的味数，很多好的中医开出来的方基本就是十来味药，最多也不会超过二十味，所以如果看见一个医生给你开的每一个方剂都是三四十味药，那么奉劝你，最好另请高明。

从医嘱看

从医嘱看是最准的，最易判断一个医生水平如何的。这个环节是判断医生水平的最简单的方法，如果一个医生让你吃药后会出现什么反应都不知道，你会不会觉得后怕？

但如果一个医生，告诉你喝了小柴胡汤或者某 A 汤、某 C 汤之后出现什么反应是正常，出现什么反应是不正常，而你喝了之后"果如其言"，那么恭喜你，你终于遇见了一个明医，好好珍惜吧。

第二章

五行与五脏

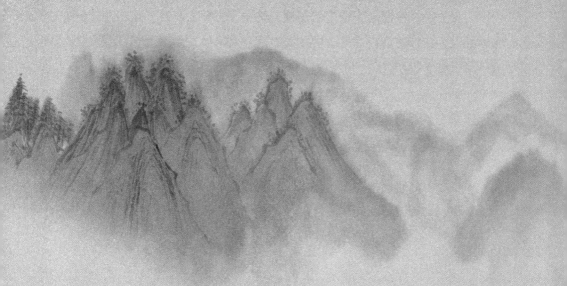

☯ 1. "上火"不要只泻火，脾胃好才是关键

在中医最深奥的五运六气中，戊癸年化火，戊癸化火的戊年是火太过，火太过在天象上是荧惑星太亮，或者出现在分野停留的时间太长。在人体则会出现火刑金的情况，火刑金有一个特点就是容易出现高热，出现肺部毛病。

比如感冒了，肺炎发高烧，这是火刑金，是火太过引起的疾病；还有，如肺部不舒服，引起的肩椎疾病，肩背痛，肩周炎等；还有就是我们经常面对的上火。

 "上火"了怎么办

如果是南方人，一般就是喝凉茶，可以泻火，所以广东人动不动就是喝早茶，喝凉茶。这个的确可以降火，可以使身体的火气没那么旺盛。

我们一般的思路也是通过喝凉茶的方式降火，比如泡点绿茶，因为绿茶是凉性的，大多数人现在都习惯了喝凉茶，用点金银花，或者其他凉性的中药作为茶饮，比如黄芩之类的。

这些食疗的方法，在大多数情况下都是可以取效的，但是治标不治本。

如果按照中医五运六气的生化关系，这种思路都不太对。

火太过，按照太少相生的原理，必定会出现木不及，土不及，金太过，水不及，这样的话，用泻法其实就是等于加点水，把火浇灭。但是这样人体本身也会受伤，所以一般喝凉性的中药都会伤身体，而且最伤阳气。

在这种情况下，我们可以运用五行生克的原理，火太过造成金也太过，但是火太过是引起原因的根本，金太过则是因为火太过被逼的。这个时候需要加强金的力量，就行了。怎样加强金的力量？

中医里面有两种办法，一种则是直接补肺，这种方法也是非常好的缓解火克金情况的方法，比如感冒了，身体发烧出现了火刑金的情况，我们一般

学中医 用中医

会用发汗的方法来治疗，这个时候其实就是补肺的方法。辛散的药，比如生姜、葱白之类的发汗的药就是补肺，还有就是肺气虚的人一般也会食用大量的辛辣食品。

一种方法则是补脾胃，因为火太过造成了土不及，这个时候如果稍微补一补脾胃，让脾胃的功能恢复正常，就会促使火生土，土生金，这种情况下，就没有浪费本来就很宝贵的火气。

因为火说白了就是气，气有余便是火嘛，人体局部上火根本原因就是气在局部聚集过多，出现了过剩的情况。

所以在现实生活中，很多人上火了就使劲喝凉性的药，往往能很快取得效果，但是并不能根治上火的疾病，经常反复发作。

在临床中，一般碰见上火的病人，我一般就会用补脾胃的方法，稍作处理，就可以取得很好的疗效。在脾胃好的情况下，可以随便吃各种烧烤，火气重的食物，都很难上火。这就是五运六气中透露的生克制化之道。

 ## 2. 如何运用食物的味道治病

中医用药贵在辨别气味形色，不同的气味具有不同的效果，不同的形色也有不同的效果。比如从药物归经来说，陈皮是入脾胃经的，但是青皮却是入肝胆经，同样是橘子皮，因为成长时期不一样，颜色不一样，他们的功效就完全不一样，这是中医的特色，也是中国哲学简单明了的地方。

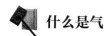 ### 什么是气

"凡药寒、热、温、凉，气也"，在诸多中药中，每味中药必有一个属性，或者是寒性，或者是热性，或者是温性，或者是凉性，或者是平性，这些都是中药的气，或者说是所有事物的气。

气是一个非常宽泛的概念，木头也有气，只不过不同的木头有不同的气，泥土也有气，不同的泥土有不同的气，中医治病就是利用不同的气来调节人

体阴阳之间的不平衡。

所以，调节阴阳首重气，如果是阳虚就应服用温热的药，如果是阴虚就应服用寒凉的药，这些都有一定的规律。

什么是味

"**酸、苦、甘、辛、咸，味也**"，每一味药必然有这些味道，还有的是淡味，比如很多石头就是没有味道的，这些决定着吃到人体的东西会走到哪个经络，发挥不同的作用。

比如，酸味的药是入肝经，胆经的，所以对很多肝胆疾病者可以考虑使用一些酸性的食物或者药作为引导其他药进入经脉的先导部队。比如在治疗肝脏疾病的时候，会用到芍药，也会用到酸梅，这些都是典型的酸入肝的案例。

所以说"**凡药酸属木入肝，苦属火入心，甘属土入脾，辛属金入肺，咸属水入肾，此五味之义也**"，明白了这些在做菜的时候就可以适当调和，对人身体有好处。

味有什么功能

不同的味有不同的功效，这是古人在观察人体食用不同的东西后的一些反应总结出来的。譬如：凡药**酸者能涩能收**。酸性的药一般都可以收涩，如出汗多，可以用山茱萸，可以用芍药收敛，这些都是酸味的药。比如，有的时候腹泻太厉害，就必须用一些酸涩的药收敛，才能治好！

凡**苦者能泻能燥能坚**。苦味的药可以泻，比如大黄、黄连、黄芩这种苦味的药可以使人腹泻，可以使人变虚；也可以燥，如中焦有寒湿的话就用苦温的药燥寒湿，如果有湿热的话就用苦寒的药燥湿热。苦味的药还可以坚，举一个简单的例子，阳痿早泄的很多人举而不坚，就可以用一些苦药，吃点苦药之后，就能比较持久了。

凡**甘者能补能和能缓**。甘味，顾名思义其实就与甜类似，但又不完全是甜味，甘偏淡，而甜是浓郁的甘。甘甜的食物就可以补身体，可以和解很多东西，比如中毒了吃点甜的食物就能缓解一些，有的人得了抽筋的病，也可以吃点甜味的东西，很快就能缓解。

凡**辛者能散能润能横行**。辛辣的食物都具备发散的作用，比如葱姜汤可以发散风寒，所以用来治疗风寒感冒，也可以润肺，比如皮肤干燥的人喜欢吃点辣味的，皮肤就变好了。还有一个特色就是可以横行，所以只要有经络不通的风寒湿痹就必须放一些辛散的药，正是因为如此，四川人虽深处盆地，湿气很重，但是他们不容易得风湿关节炎。

凡**咸者能下能软坚**。只要是咸味的药或者食物就可下，能够软坚，比如现在的高血压患者服用一些咸味的药之后就可以得到很好的缓解，很多肿瘤患者或者有结节者就可以用咸味的药来治疗。

凡**淡者能利窍能渗泄**。凡是味道淡的，比如米饭是甘淡之味，就可以使七窍都变得更加通灵，也可以把人体的湿气渗出来。

相对于气，味偏向于五行之间的生克制化，所以气偏向于调阴阳，而五味就偏向于调节身体五行之气的平衡。

 ## 3. 你脱发吗？很有可能是甜品吃多了

气味气味，很多味都是厚重的，一般的，五味需要均衡地吃，哪一个口味吃多了就会对人体造成伤害。但是，不同的人有不同的体质，稍微有一点口味的偏差是健康的，但是偏差太大超过了人体补偏救弊的需要，就会产生疾病。

所以中医还是那句话，过犹不及，只要把握住了度，砒霜也可以治疗疾病，而且效果非常好。如果没把握度，即使是平常吃的韩国泡菜也会伤身体，那么中医如何总结不同的重口味对人体的伤害呢？

《黄帝内经》上说："酸走筋，**筋病毋多食酸**，筋得酸，则拘挛收引益甚也"，如果人有筋方面的疾病，比如拘挛病，吃多了反而会更加严重，又说"多食酸，则肉胝而唇揭"。为什么呢？在中医理论中，脾合肉，其华在唇，水克土，吃多了酸味的就会伤到脾胃，这样就会使人嘴唇撅起来。

头发油，可以吃点苦菜

如果有骨病，就必须少吃苦药，因为"苦走骨，**骨病毋多食苦**；骨得苦，则阴益甚重而难举也"，同样，苦味的药还会伤人的皮毛，所以古人说"多食苦，则皮槁而毛拔"，如果头发不顺，最好少吃点苦味的东西，反过来，如果头发油多，就可以多吃点苦味的食物了。

脱头发，很可能是甜品吃多了

如果肉有病，比如得了疮疡，就不能吃甜味的。因为"甘走肉，**肉病毋多食甘**，肉得甘，则壅气肤肿益甚也"，很多肌肉发炎的人吃多了甜味的药病就会加重，我们在平时生活中需要多多注意。另外，多食甘，则骨痛而发落，现在的很多人脱发，造成地中海发型，或者是地方包围中央的发型，其实都是吃多了甜味的食物。因为肾合骨，其华在发，甜味的属土，土克水，自然就会造成人体头发毛病重重。

指甲不好，就少吃点辛辣的食物

如果得了气喘或者气虚之类的疾病，就要少吃辛辣的东西，因为"辛走气，**气病毋多食辛**，气得辛，则散而益虚也"，同样很多筋病的人也不能吃辛辣的食物，因为"多食辛，则筋急而爪枯"，所以大家可以看到南方人喜欢吃辣的，其实筋骨就柔弱，没有北方人力气那么大。因为肝合筋，爪者筋之余，肝喜散，故辛能补肝，但辛在五行属金，肝属木，金可克木，故辛味过多则伤肝，人体的筋骨就会变弱，所以南方人普遍没有北方人力气大。

口味别太重，小心得高血压

如果得了血液疾病，就要少吃咸味的，特别是出血之后。因为"咸走血，**血病毋多食咸**，血得咸，则凝涩而口渴也（咸能渗泄津液）"，正是因为如此，以前很多人去献血就会作假，吃大量的食盐，然后喝大量的水，再献血，这样对人体伤害就小一点。因为"多食咸，则脉凝泣而变色"，抽血抽出来的东西就不是百分之百的人体精气了，在中医来讲脉即血也，心合脉，水克火，所以血液病患者要注意少吃咸味的东西。

适当的口味是人体的需求，如果太过了，就代表某个脏腑出现了问题，同样吃太多也会造成相关脏腑出现问题。

 # 4. 牙龈萎缩怎么办？中医有绝招

牙龈萎缩是非常常见的一种口腔疾病，西医认为因牙周疾病所引起，在牙龈底部有牙结石，牙结石可以造成牙龈萎缩、牙齿松动脱落等。牙龈萎缩分为病理性萎缩和生理性萎缩两类，病理性萎缩主要是龈缘部分存在异物（牙石）又长期得不到清理，细菌滋生刺激所致，总共可以分成五种情况：

第一种是炎症性牙龈萎缩，这种萎缩最常见，主要是因为牙周炎导致牙周组织遭到破坏，牙槽骨吸收以后，附着在牙槽骨上的牙龈也就随着向牙根方向萎缩，只发生于有牙周炎的患者。

第二种是机械性牙龈萎缩，主要是由于牙刷不符合标准，刷牙方法不正确（如横刷法），不良修复体等机械摩擦或压迫牙龈，造成牙龈和牙槽骨退缩。多发生于一组牙或个别牙。

第三种是废用性牙龈萎缩，主要由于牙齿没有了咀嚼功能，牙周组织缺乏必要的功能刺激，长期处于废用状态，可使牙龈、牙槽骨发生萎缩。

第四种是老年性牙龈萎缩，只发生于老人，是由于年龄增长发生的。是一种生理现象，是人类随着年龄增长，各个器官功能减退在牙龈系统的表现。此种萎缩是大部分或全口牙齿的牙龈和牙槽骨发生萎缩。

第五种是早老性牙龈萎缩，和老年性牙龈萎缩一样，但多在年轻人中出现老年人牙龈萎缩的表现，所以称为早老性牙龈萎缩。年轻人过早出现牙龈萎缩，大多是由于饮食或生活环境污染因素（食物中含的激素、添加剂等）和药物导致。

中医治病不管病人年老还是年少，疾病是生理的或是病理的，只抓根本之证，老年人为什么会牙龈萎缩？其实还是肾虚导致的，所以中医将牙龈萎缩分为以下几种：

第一种是有胃热，燥热耗精血，导致牙龈萎缩，一般还有牙龈出血，恶热口臭，宜用清胃汤。

【清胃汤】

石膏 20 克　　黄芩　生地黄各 5 克

牡丹皮 8 克　　黄连　升麻各 5 克

加水 900 毫升，煎成 600 毫升，食后日三服。

第二种则是有胃风，本来胃中有热，客热受风，牙龈怕凉，喝凉开水就痛，遇风更痛，宜服独活散。

【独活散】

独活　羌活　　防风　川芎各 16 克

薄荷　生地黄　荆芥各 10 克　细辛 3 克

以上药打粉，每次用 5 克，食后服，日三服。

第三种是牙龈发炎，牙齿动摇，这个是胃中有火，又有肾虚，所以既要滋补肾，又要泄火，宜服三因安肾丸。

【三因安肾丸】

补骨脂（炒）　胡芦巴（炒）　茴香（炒）

川楝子（炒）　续断（炒）各 15 克

山药　杏仁（炒）　白茯苓　桃仁（炒）各 10 克

上药共研细末，炼蜜为丸，如梧桐子大。也可以熬汤喝，喝时稍微加点盐，每次服用 3～5 克。

第四种是胃有湿热，牙龈腐臭，有的时候还有脓血，这种一般宜服犀角升麻汤，以食盐冲汤漱口。

学中医　用中医

【犀角升麻汤】

犀角 30 克　升麻 30 克　防风（去叉股）　羌活（去芦）各 22 克
白芷（不见火）　　　黄芩（去皮）　　川芎（洗）
白附子（炮）各 15 克　甘草（炙）7.5 克

上药研为粗末。每服 12 克，以水 220 毫升，煎至 180 毫升，去滓，食后、临卧时服，一日三四次。

第五种，就是老年性牙龈萎缩了，惟牙龈动摇，或兼疼痛者，日以李杲牢牙散擦之，然后滋补肾气，慢慢才能取效。

 【李杲牢牙散】

龙胆草（酒浸）15 克　羌活　地骨皮各 10 克　升麻 4 克
上药共研末，先以温水漱口，用少许搽之。

总之，中医治疗牙龈萎缩，要分很多情况，如果不及时治疗，慢慢积累，掉牙之类的就难免了。

☯ 5. 人体都有哪些火，火大了怎么办

中医说"**气有余便是火**"，人体本来没有多余之气，但是在经络不通的情况下，人体会出现局部过盛的情况，按照现代的理解就是所谓的炎症，在五脏六腑所属的人体结构中出现炎症反应，这就是中医"火"的范畴之一。

五脏六腑皆有火

如果火在心脏，一般表现出舌头上火，比如出现草莓舌之类的，人的味蕾出现敏感太过，或者稍微吃点东西就疼痛。

如果火在小肠，因为小肠是泌清别浊的脏腑，所以火在小肠则经常容易出现尿浊，小便带白浊。

如果火在肺部，则白眼球中有血丝，甚则出现出血现象，或者咳嗽发热等情形。

如果火在大肠，就会出现烦热，出现大便带血，痔疮便是火在大肠的一个表现，局部的炎症，局部的气太过，经络不通。

如果火在肝，则肝火旺盛，动不动生气，出现胸胁苦，疼痛，肝区也会有反应，或者眼睛黄、尿黄等症状。

如果火在胆，一般都会出现口苦、口干，对光敏感等反应，按照现代的思路，一般是胆囊炎、胆囊结石的先兆。

如果火在脾，则会有腹痛、大便干，很难拉出来，有时会出现肌肉紧张等情况。

如果火在胃，则容易出现口臭，口干，而且舌苔燥，因为胃为多气多血之腑，而且四肢会出现热等情况。

如果火在膀胱，则尿道容易感染很多病菌，容易出现小便赤疼，甚至尿道出血。

如果火在肾，则肾阳亢奋，很容易出现阳强，但是又举而不坚，坚而不久的情况。如果火在三焦，则全身身热，火气很旺，弥漫性发烧，或者无原因发烧。

如何处理这些火

五脏六腑有火，都是局部气过盛的原因，所以防治上只需要泻之则可：

黄连泻心火，所以出现舌头上火的很多问题，只需要泡黄连水，或者煮黄连水喝即可。如果出现小肠上火，小便白浊就以**木通泻小肠火**。出现咳嗽带血，出血等，就以**黄芩泻肺火**，如果效果不佳可以加栀子佐之。

同样，如果出现了大便下血，或者是痢疾有血，都是大肠火，可以用**黄芩泻大肠火**。

如果出现眼睛上火，或者胸胁苦满，肝区作痛则可以**柴胡泻肝火**，有时可以黄连佐之，这两个组合对于很多眼病患者效果非常好。

如果有胆囊结石、胆囊炎等胆囊火气，则可以用**柴胡泻胆火**，如果效果不理想，还可以黄连佐之。

如果是火在脾，一般会出现脾阴虚，腹痛、大便干结等情形，以**白芍药泻脾火**，如果效果不佳还可以用白术佐治。

对于很多胃火亢奋，胃口佳，口气重，四肢热的人，可以用**石膏泻胃火**，牙痛者甚至以石膏水点牙齿都有效果。

对于相火旺盛者，以**知母泻肾火**，所以经常烦躁者，以知母一味即可。知母苦寒，苦能坚，使人更加持久，也可以治疗很多男科的炎症。

如果火在膀胱，出现口舌生疮，或者瘫痪等，以黄柏治之效果非常好，所以**黄柏泻膀胱火**。

很多全身性弥漫的发烧，皆是三焦火，此时可以用**柴胡泻三焦火**，如果效果不佳加黄芩佐之，我在临床上治疗各种缠绵难愈的发烧，都是以这两位药作为底方，效果非常好。

第三章

心为君主之官

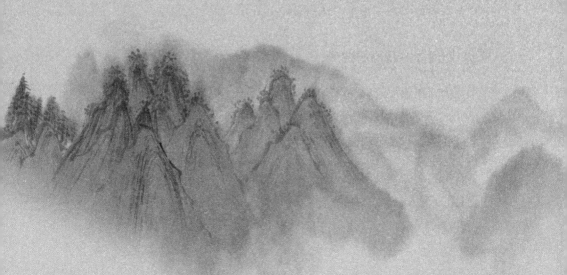

1. 为什么说"吃饭出汗，一辈子白干"

为什么汗对人体那么重要

古希腊医生希波克拉底老早就提出过体液说。他认为人体内有四种液体：黏液、黄胆汁、黑胆汁、血液，这四种体液的配合比率不同，形成了四种不同类型的人，体液不仅是人体的组成部分，还是重要的人格塑造材料。约500年后，罗马医生盖伦根据体液学说进一步确定了气质类型学说，把人的气质类型分为胆汁质、多血质、黏液质、抑郁质四种类型，对应着黄胆汁、血液、黏液、黑胆汁在人体内占优势的情况。

然而在遥远的东方，我们的古人提出了更加细致的体液学说，人体的体液分很多种，比如眼泪、唾液、涎液、汗、精液等，这些都可以分别与人体的五脏相对应。而汗液则是其中最为重要的，因为汗液是人体最多的体液。

自古以来，中医就认为，**汗血同源，精汗同源**，所以汗对人体的意义无疑非常重要。

汗为心之液

汗除了与气血精液同源之外，还有一个特殊的意义，那就是汗是心脏之液，汗出非常多，很可能是心脏不好，而且这种汗出过多，易出现心气外泄的现象，对于一个人来说，非常不利。

如何捍卫我们的财产

出汗过多对人体的不良影响表现在诸多方面，总体来说最伤心脏，但也反映了心脏与五脏之间的关系，比如吃饭出汗，其实就是心脏与脾胃之间有了问题，这个时候就必须注重调理脾胃，要祛湿。

有的人特别容易出汗，不分寒热，不分时间，这种人很可能心脏有问题，必须补心血，强心气，如此才能真正止汗。

为何夏天会出汗

夏天，在中医看来是心所主的季节，所以这个时候心脏的活动是最频繁的，而且夏天也是人最难集中精力的时候，因为此时很容易心神受扰，心液外泄。

正是因为如此，赤道地区的人平均寿命要比高纬度地区的人短，其中最主要的原因在中医看来就是心液外泄，心阳不足。

 如何止汗

止汗很好的方法就是补心气，在所有食物之中，心之谷为麦，所以麦芽是治疗自汗非常好的食品。

如果是因为卫表不固导致的汗出太多，则可以服用一些黄芪类食物，比如小鸡炖黄芪汤等。也可以用归脾丸，这是一个集治疗心血不足、脾胃气虚于一体的好方。

2. 有了这种舌，你很可能得了心脏病

中医诊断疾病讲究望闻问切，诊断的第一步就是望，通过看人的气色、形状、情绪，以及五官、四肢等的情况，然后有一个初步的判断，确定一个大的方针。

在望诊的过程中，有一个重要的程序就是望舌头，包括舌苔、舌质、舌型、舌色等，根据这个东西来判断人的五脏寒热和胃气的多少。

 舌质代表心脏功能

在望舌的过程中，一般可以看出五脏的问题，但是最主要的还是看心脏功能，因为中医认为"**舌为心之苗**"，舌头是心脏的苗，舌头出现问题了一般多是心出了问题，所以很多舌头的疾病，比如小孩子弄舌一般就是心火上炎，

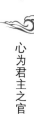

需要用点黄连泄泄心火就好了。

 舌苔代表胃气的多少

在中医的理论中，一直认为舌苔必须有，但是也不能太多，古代名医薛生白就有一个比喻，他说舌头好比土地，舌苔就好比草，如果没有舌苔就是土地不长草，那就胃气没有了，胃阴亏虚，中医将这种疾病叫作镜面舌，是死证的一种。

如果舌苔太厚，也就是草太旺盛，土地太污浊了，就是中医所谓的湿气太重，这个时候一般是脾胃虚弱，是阳气不足的表现。

 舌质如何才提示心脏病

在临床中，一般有裂痕舌提示心脏病，其中大多数都是心律不齐，出现惊悸、脉结代的情形。舌质裂痕越大，说明心脏问题越大，所以只要有一点裂痕，就要提早预防和治疗，这样才能最大限度地减轻医疗负担和风险。

 如何预防

一般有裂痕舌者多是胃阴不足，舌苔不厚，所以在预防上可以用中医专门治疗心脏不适的炙甘草汤，最简单的就是以一味炙甘草泡水喝，复杂一点就用复脉汤：

【复脉汤】

炙甘草 12 克	桂枝 10 克	人参 10 克	生地黄 24 克
阿胶 10 克（烊化）	生姜 9 克	麦冬 10 克	麻子仁 9 克
大枣 10 枚	白酒（少量）		

加适量水煎煮，日三服。注意，先将除阿胶以外的药皆放入锅中煎煮，然后趁热加入阿胶烊化，在本方中白酒或者黄酒一定不可缺少，不然疗效打折扣。

一般来说，只要出现了心律问题，就会表现为中医的"心悸动，脉结代"，就可以用这个方治疗，不过最好在医生的指导下使用，方能万无一失。

 ## 3. 孩子记性不好，中医有专方——孔圣枕中丹

读书人很多都有过类似的经历，一面是多门功课，一面是老师家长的殷切希望，都巴不得自己门门考一百分，使劲提高各门功课的成绩，但是往往天不遂人愿，很多人努力之后总是不理想。其中很多人会出现心神不宁、手心出汗、记忆力下降等情形。

 ### 如此情形怎么解，中医怎么认识的

中医认为人的情志都与五脏六腑有关，其中的**神由心所主，舍于血**，只有心血充足了，神才有物质基础，才能产生正常的作用。

人的记忆力下降，主要原因就是心主神的功能分化了，出现了**心血不足，血不舍神**，所以往往注意力不集中。因为心血虚了，一般还会伴随着肾的相关问题，因为心肾往往是相互制约的。肾主志，何谓志？士志于一是为志，就是一直关注一件东西，成为一个长久的志向。

当人出现了心肾不交的情形，就会出现志向动摇，目标不明确；心神不足，注意力不集中。同时因为心肾虚，手足心也容易汗出，晚上会自汗或盗汗。

 ### 中医怎么处理

面对如此情形，中医一般从心肾入手，比如小麦具有宁心的作用，可以多煮一点小麦粥，吃点小麦粥可以宁心神，也可以敛汗。

与此同时，还需要补肾，才能维持人体的能量供应，但是此时不能大量补肾阳，而是要补肾阴，因为读书阶段的人都处于青春期，很多都是肾阳旺盛，再补就会控制不住了。

在中医众多方剂中，有补心血的，也有补心肾的，也有补肾阴的，对于小孩子读书健忘的困惑，中医有一个名方叫孔圣枕中丹，整个方由龟甲、龙骨、远志、九节菖蒲组成。

乌龟是介虫之长，龙是鳞虫之长，人是裸虫之长，用介虫、鳞虫的精髓来补裸虫的精神，灵气自然倍增。所以古代对这个方的评价很高，说此方"治读书善忘，久服令人聪明"。

我读高中时就因为这个事困扰了很久，后来服用了这个方之后，看书记性增强很多，人也变得更加安宁了，特此分享于各位孩子的家长，期望各位小朋友们都能从中国古代的中医中药之中得到好处，弘扬中华传统文化精髓！

此方有龙骨，打成散不太好服用，最好能够做成蜜丸，这样服用起来就比较好。另外，蜜丸效果一般都会比较慢，需要长久服用才能见效，最少需要服用十天半个月。

 4. 突然一惊、心慌是什么病？为什么一味甘草就可以治疗

很多人都有这样的感受，那就是莫名其妙地心中一惊、心慌，自己就精神涣散了，这种情况在西医来说是心律失常，也算一种心脏病，发病率还非常高。

对此，中医有一个专门的病名就叫惊悸，严重的叫怔忡。有情志刺激产生的心慌叫惊悸，情况比较轻；没有任何刺激就产生了心慌的感觉叫怔忡，病情稍微严重，这些都是中医认为的心脏出了问题。

一般心脏出了问题分为四种，一是心气虚导致的，一是心血虚，一是心阳虚，还有心血瘀阻导致的，这四者是经常见到的。

临床上，根据不同的情况对心脏进行调理，但是它们之间必定有一个共同点，那就是心血虚，津液不足。正是因为如此，张仲景开了一个方，《伤寒论》记载"**伤寒，心悸动，脉结代者，炙甘草汤主之，复脉汤亦主之**"，其中的炙甘草汤就是只有一味药炙甘草，当然有人认为炙甘草汤就是复脉汤，学术上可以探讨。

 ## 炙甘草为什么可以治疗心悸动

《神农本草经》说甘草"主五脏六腑寒热邪气，坚筋骨，长肌肉，倍力，金疮，解毒，温中下气，烦闷短气，伤脏咳嗽，止渴，通经脉，利血气，解百药毒"，《日华子本草》记载甘草"安魂定魄，补五劳七伤，一切虚损，惊悸，烦闷，健忘，通九窍，利百脉，益精养气，壮筋骨，解冷热，入药炙用"，甘草既可以协调五脏六腑之间的关系，也可以协调百草之间的关系，使其达到和谐的状态。

对于甘草来说，五脏六腑都依赖它，所以古人把甘草称作"国老"，就是因为它能够帮助国君协调百官，而心为君主之官，主要作用就是协调五脏六腑，甘草能够很好地辅助心，所以古人治疗心悸都会在其他药的基础上加上甘草或者炙甘草。

 ## 服用甘草需要注意什么

甘草是中药中最常用之药，也是最平和的药，南方饮食中经常加点甘草作增甜剂，可见其运用之广泛，所以只要心悸不严重，吃点甘草，或者嘴里含几片就能够很好地控制住。

但是，服用甘草要注意"十八反"，也就是中医最忌讳一起使用的药，与甘草相反的药有：**大戟、芫花、甘遂、海藻，若这几味药与甘草一起用，很容易中毒，需要注意！**

另外，水肿的病人最好不要单独服用甘草！

第四章
肺为相傅之官

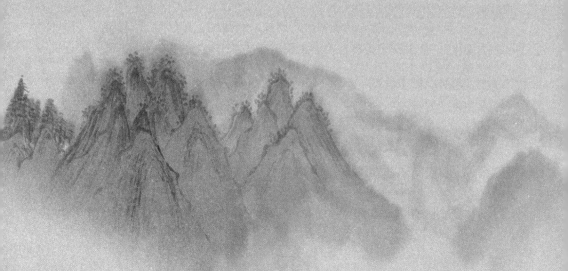

1. 风邪盛是一种什么感受？头痛是怎么来的

现代的白领养生非常关注体内的湿气，稍微有点不适都会说自己是湿气重，也正是因为这样，很多人都疲于应付，动辄吃红豆薏米粥，或者赤小豆薏米粥，然而养生效果却不好，其实是养生没把握要点（这里并不是说没有湿邪，很多人确实是湿气重）。

风邪也像湿邪一样，无处不在，但是大家并不知道其实风邪才是"众多杀手之中的老大"，风邪在不同的脏腑就有不同的症状，其实现代的三高病、皮肤病、肠胃病很多都与风邪有关。

 ## 风邪中头是什么感觉

很多人一吹风就头痛，这是什么毛病？按照中医的认识，其实就是风邪作怪，所以古人将头痛也叫作"头风病"，根据头痛的不同症状又可以分为风湿、风寒、风热、内伤，其中都以风为主，内伤头痛也是因为体内风邪太甚，也就是所谓的"内风"。

 ## 为什么会有头痛

为什么有的人吹风不会头痛，不会得头风病，而很多人吹风容易得头风，其中有一个根本原因就是卫气不充足，不能将风邪拒之门外。

《黄帝内经》说"卫气者，充皮肤，温分肉，肥腠理，司开合，卫外而为固也"，所以一个人是否得头风第一个关键因素就是卫气的强弱。

另外，若卫气弱，但是不出去吹风，则不会头痛。而吹风头痛，一般就是出汗之后吹风，腠理大开，风邪进入人体，所以很多人洗头之后，头发没干就睡觉，其实没有多少风，但是有腠理开，寒气重，也会出现头风。

 ## 中医防治头风有什么好药

在中医治疗头痛病的名方中，有一个葱豉汤，《肘后备急方》记载，其组

学中医 用中医

成为葱白6～10条、淡豆豉30克，对于很多吹风头痛的病人都有很好的治疗作用。

如果洗头之后出现头痛，或者淋雨了出现感冒现象，也可以单独用葱白煮点汤，喝完在被窝中逼出一点汗，则可痊愈。

2. 什么样的人可以抽烟

因为烟是辛温的，所以虚寒之人，身体有寒湿，有痹痛的人，可以吸一点儿烟，特别是风寒湿痹的患者，可以吸食适量的烟，以通痹散结。因为抽烟的人体质都偏向于寒湿，所以很多抽烟的人都痰多，痰饮在中医看来就是阴邪，必须要温药才能化，烟草就是一个很好的化寒湿的药。

怎么抽烟才健康

因为烟草具有很强的火性，所以古代人都是抽水烟，不是现在人所抽的那样。旱烟容易出现上火的情形，现在有滤嘴，但还是不能制烟之毒。唯有水能克火，所以制烟之毒的最好方法就是用水，只可惜这些好的传统现在不复存在了。

另外，烟草性烈，辛温，所以即使抽也要控制量，不能太过！烟草是一味药，偏性太大，所以吸食之时要慎重。

为什么戒烟之后，人会长肥

因为烟是辛温的，具有通经脉驱寒之效，对于身体中的寒湿之气有克制作用，一般抽烟的人就具备寒湿的体质，才会对烟草依靠，一旦戒烟了，身体的气血运行出了问题，就会出现寒湿凝结的情况，人自然就长胖了。

什么样的人不能抽烟

身体有阴虚情况之人、中焦有湿热的人、肺部有热者不能抽烟。

3. 如何戒烟才健康

虽然很多人不理解为什么抽烟还能有利于健康，不过很多朋友估计更加期待如何戒烟。

想知道如何戒烟，首先要明白的就是烟草对于人体的作用，明白了这些之后才知道怎么样来消除抽烟对人体的不良影响。

 人为什么会不由自主地抽烟

抽烟是一个主动过程，没有一个人抽烟是被别人逼着抽的，也没有人抽烟可以得到实际的利益，所以绝大多数的人抽烟都是出自自己的喜好。

或者说抽烟是由于人身体的本能，人自身强烈感觉需要抽烟。如果隔一段时间不抽烟，就好比饿了不吃饭一样，非常难受。因为烟草本身具备的特性，很明显抽烟的人身体内部需要这样的能量，或者这样的毒素。

 什么样体质的人喜欢抽烟

因为烟草是热性的，是刺激肺部的，所以抽烟的人普遍是体质虚寒，湿气重，肺气虚，这种人容易多愁善感，这也是为什么那么多抑郁性格的人喜欢抽烟的原因。大多数性格开朗，阳光的人都倾向于不抽烟。

在这么多因素中，肺气虚是最主要的，因为如果体质虚寒，夏天的时候就会减轻，但是很多人夏天对烟草的依赖并没有减轻多少。

 抽二手烟为什么对身体不利

二手烟是大家最厌烦的，也是抽烟被很多人诟病的最主要原因，因为二手烟的危害是最大的。如果我们把人群分为两类，一类是喜欢抽烟的，体质虚寒，肺气不足；一类是不喜欢抽烟的，体质热，肺气充足。那么在公共场所很多人就会被动抽烟，这种人体内是不需要烟的温通作用的，所以抽二手

学中医　用中医

烟有害。

所以烟民一定要明白这个，要理解大家，才能让不同的人都能受益！

为什么有的人戒烟之后得糖尿病，又长肥，抽烟之后疾病又好了

有的人抽烟的时候身体没有太大的毛病，但是戒烟之后却出现了糖尿病，出现了肥胖。这个主要是因为身体寒气重，寒湿重了不抽烟有的情况就会造成脾胃不适，脾胃运化失常就是糖尿病的一个根本原因，所以会有这样的变化。重新抽烟之后，人体需要的温热得到了恢复，疾病自然就能够减轻或者改善了。

所以戒烟一定得小心，抽烟就好比得了精神病吃精神镇定剂，如果长时间依赖烟草，在短时间内突然不抽，又没有找到替代的药品，那就要小心身体受不了，出现很多疾病了。

戒烟需要怎么办

戒烟首要的就是找到烟草的替代品，这样人体才不会不由自主地接触烟草。接下来就是补肺气，要把肺气不足的情况改善，然后才是祛除身体的寒湿之气。

如果戒烟之前不祛除身体的寒湿之气，烟草一断就容易造成身体的寒湿之邪转化成有形的东西，说白了，人就长胖了。

吃大枣为什么能戒烟

大枣有很多好处，其中一个最大的好处就是补气，而且是补肺气。因为大枣是红色的，属于火，在药性上也可以多少弥补一下寒性体质的需求。中医经典方剂中，就有一个方子专门用来治疗因为肺气不足造成的心情抑郁，其中就有大枣。

不喜欢吃大枣怎么办

很多抽烟的人其实是不喜欢吃大枣的，怎么办？抽烟的人体内一定有寒

湿之气，很多人中焦寒湿很重，也有的人是湿热之气，大枣是甘味的药，中焦有湿气就容易壅滞，所以很多抽烟的人是吃不惯大枣的。

所以戒烟的第一步就是去除身体的寒湿之气，主要就是中焦的寒湿，或者湿热，然后再用大枣，这样就能很好地戒烟了，戒完烟，也不会长胖！

☯ 4. 戒烟容易出现什么疾病，如何提早预防

我曾在网络文章《烟草是中药上品，关键看怎么抽》中提出过：抽烟的第一个好处，是可以扶阳；第二个好处，是抽烟针对的是人体的肺部；第三个好处，就是辛温的药都具有润燥、横行的特色，可以通行十二经脉。

虽然很多网友并不赞同，但是本着"独立之精神，自由之思想"的信念，我还是认为凡事要一分为二地看待。

我们先欣赏一下那些赞同我观点的网友的话，然后我再列举如何防治因戒烟而引起的各种不适症。

有网友说：我奶奶 90 多岁，感觉体内气不顺时就会抽烟，说抽了烟会舒服很多，原来是有科学道理的。

也有网友说：俺师父国家文物鉴定专家 XX 先生，13 岁开始吸烟，高寿 102 岁。

也有网友这么说：我虽然不抽烟，也曾极力反对过儿子抽烟；现代医学列出抽烟诸多害处，看起来也确够吓人。但现实却又多让人想不通——老烟客却能高寿；我父亲不算烟客（自己不备烟、抽烟，有别人给一支他又来者不拒），但却患上了肺癌而早早去世；就像本文所述，往往医院的常客还多不是瘾君子！看来，读了此文我也要对"烟"改观了！

还有网友说：烟对健康是有一定危害，但是远远达不到所谓现代医学所宣扬的那样。给医学界以外的人透个底，目前，世界上没有一个人或者组织真正在做"吸烟有害健康"这个课题。那都是某些利益大型集团搞出来的。

所以，无论抽烟还是喝酒，适度即可。说实话，活了40多年，喝死的，看见不少，抽死的，没见几个。

也有的说：我爷爷奶奶都抽烟，不过抽的是山烟，自己栽培收割，都是九十多岁才去世，科学的依据是有道理，但我想不通，为什么在我们农村很多老年人都抽烟，而且山烟味较浓，但是很多都能长寿，有到九十多岁，甚至有上百岁的。现在生活好了，而且大力戒烟，抽烟的也少了，但有的老年人六十多甚至低于五十多就去世，这就是社会的进步吗？

有的说：这篇文章很吸引人的眼球，我不但认真看完此文，也详细读完了所有留言。现在我以自身对这件事的看法说几句，权当共同交流。首先，我对这位冒天下之大不韪的作者表示敬佩！一是敬佩你的这种精神，有自己的见解，而不是人恶亦恶，人云亦云。二是敬佩你用老祖先的哲学理论来看待这件事情。世界上的任何事情都有两面性，因对立而存在，吸烟有害健康，人所共知，这只是它的反面，而另一面就是吸烟也会有益于健康。至于有什么益处大家已说得够多了，我是一个有40年烟龄的人，中间戒烟长达六年，体重增加这一点是真实的。吸烟者长寿的人我见过不少，不吸烟早死的人也没少见，这个没必要争论，事实胜于雄辩，可用自己的眼睛去看。不懂哲学思想，就别先去攻击作者。再一个佩服的就是作者从中医的角度说明了烟草的药理作用，是药就能治病，人们只知是药三分毒，却不知以毒攻毒而治病的道理。最后说说我的观点，吸烟有利也有害，根据自己的身体状况而定，适合吸就有利，不适合吸就有害。也不要去看别人的样，我一天吸五包烟（正常2包）也没有什么不舒服，你也许就得去住院了，每个人抗毒的能力不一样。

也有人从哲学角度解释的：自然界任何事物都有正与反，阴与阳。没有绝对，只有相对而言。现在，人们谈烟色变，但危害人类健康的是来自整个世界的大污染！例如，海洋的污染，每一个沿海国家的军演把大量的剧毒弹药投入海洋，从而海洋生物也随之而变化，形成了恶性循环，有谁承认过？还有，病从口入，的确如此，现在，人们吃的令人不安，呼吸让人困难。大量的汽车尾气、工厂的有毒排放，污染了人们赖以生存的土壤和水源。难道不比烟草的毒性大吗？所以，我建议吸烟的人不必戒，应适度，或许有以毒攻毒的功效呢！

我对于他们的支持表示感谢，但这又从另外一个方面揭露了问题的严峻，那些支持的人其实都是受到了"没抽烟"的危害，如果一个人没抽烟将会受到伤害，那么我们要如何对待戒烟呢？

还是回到烟草的功效来说，烟草可以通经络，可以扶阳，可以解肺郁，所以如果要戒烟一定要提前做好准备。不然戒烟后就会出现肥胖、糖尿病、高血压、抵抗力下降等问题。

第一步就是在戒烟的同时一定要结合除湿、驱寒的中药治疗，最好的方法就是艾灸肺经的穴位，比如太渊穴，也可灸其他穴位，如任脉的关元穴、气海穴，这样就可以使人体的寒气消除。同时可以服用温化痰饮的药，比如吃二陈丸之类的化痰之剂。

第二步就是一定要补肺气，将肺气补足才不会出现宣发失职，可以用黄芪、当归或者党参等药一起服用。

第三步则是通经脉，最好用一些活血化瘀或者行气的药，比如三七、柴胡疏肝散或者越鞠丸之类，把一些体内结节散开，这样自然就能避免很多戒烟副作用了。特别是戒烟之后发胖！

☯ 5. 常见的感冒分几种？中医如何迅速帮你处理好

一说起感冒，大家的第一反应就是吊瓶，输液。然而，在大量使用抗生素后，很多人已经对吊瓶"不感冒"了，确切说是细菌已经对抗生素"不感冒"了。而且，在大多数情况下，输液也须持续三五天，对于大多数感冒来说，这差不多就是一个自愈疗程了，所以吊瓶可能不如不吊，有时吊瓶还有风险。

作为一个父母，或者子女，我们必须知道一点医疗知识，父母子女难免有一些头痛脑热，如果能够用一些常用的手法处理，不仅可以节省很多医疗资源，更重要的是能够不折腾，不产生副作用。

如果用中医，只要辨证正确，一般都可以达到一剂知，二剂已，三剂基本痊愈的效果。

在中医中，感冒一般分成几种，大多数情况下，都可以买点中成药，或者自己买点处方治疗，只要辨对证，就能很快改善，治愈。

 ## 如何判断感冒了

中医将感冒叫外感，是表证，一般都是疾病的初期阶段，所以主要表现在体表。主要症状就是怕冷、发烧、头疼同时出现，如果出现这两种症状，就可以断定是感冒了。但是感冒分多种，不能一律视之。

一是风寒型，风寒型感冒主要表现就是鼻塞严重，发热，怕冷而且无汗出情况，还会有腰酸痛，骨节烦痛，小便一般会比较清长，比较常见，对此一般会用中医的三拗汤或者麻黄汤医治，主要成分是麻黄、杏仁、甘草、桂枝，可以等分抓药。如果比较轻，可以买点风寒感冒颗粒，这种中成药比较常见，也可以用生姜、葱白熬汤喝，效果也不错。

二是中风型，这种感冒来得比较慢，主要表现则是汗多、怕风、头疼、发热，这种感冒也比较常见，一般出汗是臭汗，一身都不爽，出现这种情况就可以使用中医里面的桂枝汤，主要成分是桂枝、白芍、甘草、大枣、生姜。

三是阴虚型，或者叫风热感冒，这种感冒出现之前一般会有两种情况，要么是大量出汗之后出现咽喉不适，要么是大汗之后出现腹泻，然后伴随着发热、怕冷、头疼等症状，有的时候还会有口渴的情形，中医有一个方专门治疗这个病，那就是葛根汤。葛根汤的主要成分是葛根、麻黄、桂枝、芍药、生姜、甘草、大枣。

四是阳郁型，这种感冒一般也会出现嗓子不适，发热、怕冷，出汗不太明显，但有一个很明显的症状就是手脚凉，心情抑郁，对这种感冒一般就会使用中医里面的小柴胡汤，或者用中成药中的小柴胡颗粒。

五是阳虚型，这种感冒也经常见，出现之后一般很明显的是整个人丢了魂似的，整天想睡觉，手脚冷，不想喝水，咽喉有时也会不适，但是不会干燥，舌质白嫩，整个人没精神，四肢冷。出现这种感冒，中医有一个方专门针对他，那就是麻黄附子细辛汤，但是为了避免麻黄的强烈刺激，我们可以换成苏叶、附子、细辛。

六是气虚型，这种感冒就是感冒很久了，还是没有好，稍微有点发热、怕冷，最主要的是浑身无力，胃口不佳，表现出一派气虚症状，一般情况下可以考虑用小柴胡颗粒或者柴胡桂枝汤，也常用参苏饮。

如果大家对以上六种类型感冒情况比较熟，就可以按照方子抓药，大多数都可以达到一剂知、二剂已，三剂痊愈的程度。

另外，**凡是感冒服药之后都不能吹风，要穿厚衣服捂汗**，如果捂不出汗，可以隔十五分钟后再喝半碗汤药。出汗后，即使不好，症状基本也消除了。

 6. 裸睡真的有那么好吗

首先，睡觉分为不裸睡与裸睡，他们之间的区别就在于穿不穿衣服，所以要明白裸睡的好处，就要明白穿衣服的意义是什么。

 人为什么要穿衣服

毫无疑问，穿衣服的意义一是遮羞，比如一个人裸身在你面前，你会感觉很不舒服，自古以来人就以不穿衣服见人为不礼貌，这是文化给予人的一种修养；另外，人经过几万年的进化，已经没有了猿猴时代厚厚的毛发，所以不能保暖，穿衣服另一半的功能就是为了保暖。

 穿衣服对人体有什么影响

按照现代医学的认识，皮肤的作用其实就是保持水分或者散出水分，保持呼吸。所以皮肤的作用就相当于半个肺，而中医就把肺作为皮肤之主，所谓"肺主皮毛"。

另外，皮肤还与肠胃密切相关，所以《黄帝内经》说"皮厚者，大肠厚；皮薄者，大肠薄。皮厚者脉厚，皮薄者脉薄"，皮肤的厚薄功效密切影响了大肠的功效。

穿衣服对人体的影响，主要就是加强了肺的收敛作用和大肠的吸收功能。

 肺和大肠有什么功效

肺的功能就是宣发和肃降，宣发就是把体内的湿气宣发出去，肃降则是将一些液体、人体之气收敛或者降下去，而我们穿衣服其实是加强了皮肤的肃降作用，也就是收敛作用。

同样，大肠也有两个很重要的功能，一是主津所生病，负责将人体的津液回收利用，另外，大肠还有传导的作用，"大肠者，传导之官"，对于大肠来说，传导之官是泻的作用，而主津液的功能则是收敛作用。

 如何判断裸睡的好坏

对于肺的宣发作用不及的人来说，比如经常出现鼻塞、咽喉不适的人，多裸睡肯定有益身体，但是对于宣发作用太过，经常汗出淋漓，体内之气守不住的人来说，裸睡就是在吃泻药。

对于大肠传导不及（便秘）的人来说，裸睡是有益的，但是对于大肠传导太过，吸收不及的人来说，裸睡就是吃泻药，泻的更快。

所以，裸睡是否真的如大家所说的那样好，还得分两面看，而不是简单的一刀切，真正的中医看事，都是辨证地看，而不是一刀切！

 7. 感冒并非不可预防，中医只要两味食材

大家都知道，在两个世纪以前，流行感冒是最大的瘟疫，一场流行感冒可以要了很多人的命，直到今天，感冒已经有了疫苗，但是因为流感病毒变异特别快，一针流感疫苗只能预防几个月，过了几个月就又得感冒了。

针对感冒，中医经过几千年的发展，摸索出了一条简洁有效的治疗方式，现代医学还没能探索出好的治疗机制，但现在的感冒不至于死大量的人了。

人为什么会感冒

在中医看来，感冒不是因为寒冷，而是因为有了气的变化。中医认为，人与天地之间是合一的，天地之气发生改变，人体之气也应该发生改变，如果人体内部的气跟不上天地之气的变化，人就感冒了。

所以冷不会导致感冒，冷热之间的变化无常才会造成感冒。所以在空调下与外界之间经常转换很容易感冒；二十四节气之间的变化，伴随着天气的变化，人也容易感冒，比如立冬前后，天气会变化，这个时候人就容易感冒。

人体如何调节气机变化

人体在调节气机变化的过程中，有两个脏腑作用最为巨大，一个是肺，因为中医认为肺主气，天地之气与人体之气进行沟通的主要媒介就是肺；一个是脾，脾在五行属土，主四季，也就是四季变化的时候都是脾土主事（《黄帝内经》观点），在生长化收藏中也主化，就是变化之意。

当人体"化"的功能不好时，就会出现身体的气机跟不上大自然的气机变化，这个时候人就会感冒，所以容易感冒的人多有一个特点，脾胃不好。脾胃好的人，一般很难感冒。

如何预防感冒

因为气机的变化主要在于脾肺两脏，所以在预防时要着重脾与肺。脾属土，所以补脾最好的方法就是用一些甘味的食物，比如前面介绍的大枣，大枣不但补脾，还补肺气，这是一个非常好的食物。

另外，大枣有滋腻的效果，所以要加一些宣发的药，特别是通经脉的药，这个时候我们就可以加上一点扶阳的生姜，这样用生姜、大枣熬的汤就是非常好的预防感冒和健脾肺的食品了。

不管如何，这些都是非常好的姜枣茶，平时没事备份一点，每当季节转换的时候就可以服用，**记住是季节转换前三四天服用，感冒一般在二十四节气前两天开始。**

8. 咽炎不适，清热效果不理想，关键在肺（附经验方）

咽炎是现代常见之病，很多人反复发作，很难治愈，但是如果用对了药，其实效果非常好，在临床上有很多治咽炎之药，比如桔梗、半夏等，但是有一种药效果更特别，故介绍给大家！

 人为什么患咽炎

大多数人得咽炎，都习惯性叫上火，于是就会泡各种清热的中药茶，吃了之后一般当时会舒适一些，但是不能断根。殊不知咽炎其实并不是上火了，而是人体的肺部功能没有正常发挥。

中医认为，肺主呼吸，所有跟呼吸、皮肤有关的问题归根结底都是肺出了问题，所以治疗咽炎关键不在清热，而在宣发肺气，在补肺气。

 如何宣发肺气

在中医理论中，肺主宣发，主肃降，所以有的时候用辛散的药发散发散就好了，有的时候就必须用酸味的药收敛收敛。

宣发肺气主要用辛散之药，比如杏仁、麻黄、辛夷花、防风等解表之药，也可以用一些略偏向中性的如桔梗、半夏、苏叶、紫菀等药。

 玉蝴蝶疗效为什么好

玉蝴蝶在古代本草书中很少记载，《本草拾遗》中有记载，主要可以"清肺热，利咽喉，止咳，止痛"。用于现代所谓的急性咽喉炎、声音嘶哑、支气管炎、百日咳、胃痛等疾病。在临床中，只要涉及咽喉不适就可以加一点玉蝴蝶，也可以单独泡水喝，疗效显著。

复方效果更佳，在此介绍一个治慢性咽炎疗效更好的经验方：

木蝴蝶 15 克　　桂枝 15 克　　茯苓 15 克　　白术 10 克

半夏 10 克　　　甘草 5 克　　陈皮 15 克　　款冬花 15 克

水煎，加冰糖 15 克，溶化于药液，制成糖浆，一日数回，频频服之。

一般三天见效，多服几日则诸症皆失。

9. 为什么坐月子不能吹风，吹了风要怎么治

只要在中国长大的人，不管男女老少肯定听说过月子病，月子病其实是民间说法，在医学上讲其实是月子后遗症，是一种亚健康状态，往往没有实质性的病变。主要因素就是月子之后因为保护措施不好，或者吹了风，或者下水洗了手，有的时候热水也不可以洗，非常讲究，非常严格。

常见症状是肩酸肩痛、胳膊酸胳膊痛、手酸手痛、腰酸腰痛、腿酸腿痛、膝酸膝痛、脚后跟酸痛、手发麻、脚发麻、后背麻、手脚冰凉、浑身发冷、后背冒凉气、怕冷、怕见风、怕下冷水、寒气重、头晕、浑身难受、精神差、浑身无力、身体发软、面色发黄、失眠、好生气、易感冒、体弱多病等。

月子期间为什么怕风寒

生完孩子之后，妇女有两个特点，一是虚，特别是气血虚，一个是瘀血重，所以对于刚生完孩子的妇女的主要治疗措施就是补虚，活血化瘀，根据不同的时间段进行不同的治疗。

气虚，则卫表不固，这是为什么大家都怕风的根本原因，随着风的进入，其实会有很多问题，比如风寒从皮表深入骨髓，就会导致骨节酸痛，如果夹杂着湿邪，就是风湿，这种就会非常痛，如果是单纯的有风，则出现汗出多，怕风。

归根结底，月子病就是卫表之气太虚时风寒湿三气进入人体，冬天则以风寒为主，夏天则以风湿为主，导致各种后遗症。因为这种风寒湿深入人体，所以在治疗上非常难痊愈，非常难缠，此时就应该按照风寒在肌肉、骨髓来

治疗。

正是因为风寒湿之邪可以从全身各个地方侵入人体，而感冒只是从口鼻而入，损伤的大部分都是肺所主之皮表，所以感冒容易治疗，而吹风、洗冷水难以治疗。

 月子病如何预防

月子期间，最好的方式就是闭门不出，不洗澡不洗头，避免寒邪、湿邪、风邪进入人体，因为尽管是洗热水澡，水也有凉下来的一刻，只要凉下来，就会顺着人体虚弱的体表进入体内，形成伤害。

所以月子期间，第一步就是要补五脏，补卫气，中医最常使用的就是十全大补汤，这个方是在八珍汤的基础上加减形成的。

【十全大补汤】

党参 10 克　黄芪 10 克　　白术 10 克　　白芍药 10 克　　茯苓 10 克

肉桂 3 克　　熟地黄 15 克　当归 15 克　川芎 6 克　　　甘草 6 克

适量水煎煮，每日餐前服用，一日三次。如果有胃胀，或者湿气太重，则可考虑暂缓服用。

《太平惠民和剂局方》记载其可治疗"诸虚不足，五劳七伤，不进饮食；久病虚损，时发潮热，气攻骨脊，拘急疼痛，夜梦遗精，面色萎黄，脚膝无力；一切病后气不如旧，忧愁思虑伤动血气，喘嗽中满，脾肾气弱，五心烦闷；以及疮疡不敛，妇女崩漏等"。

在调理产后病，或者坐月子期间，妇女可以不间断地服用此方，也可以服用中成药，市场上已经有中成药卖了。此方中合有四君子汤以补气，补脾胃，有四物汤以补血，加上黄芪、肉桂能够驱寒扶阳，补卫气，使人的免疫能力得到很好的加强，所以是一个补虚弱的万应丹。

☯ 10. 人为什么会感冒

大家都知道癌症要人命，非常注意癌症指标，但是很少人会注重小感冒，尤其是风寒感冒，其实感冒不止风寒，中医有很多类型的感冒，根据导致的因素分成风寒、伤风、风热、伤暑等，而且不管怎样，总是感冒。

淋了雨感冒了——伤湿，吹了风感冒了——伤风，晒太阳感冒了——热感冒伤暑或暑风，穿少了，睡觉不盖被，冷气吹多了，洗澡玩水着凉了——伤风、伤寒，感冒再感冒，热也感冒，冷也感冒。为什么呢?

其实在众多感冒的名字中透露出，寒冷并不是感冒的主因，风才是感冒的根本原因，因为风存在善行而数变、把握不定的特性。

因为有外界气候的变化，人体内正气不足，导致不能跟随气候变化而变化，所以就有了感冒。

天气有风寒暑湿燥火的变化，人体内部也有六气的变化，如果体内的六气变化跟不上外界六气的变化，则会出现感冒。正是因为如此，感冒的时机一般是节气转换的时候，比如惊蛰、雨水，凡是二十四节气的前后一两天都会有气候的变化，这个时候就是感冒最容易发生的时候。

正是因为气候变化，人体内部环境跟不上外界环境的变化，很多身体差的人不管什么时候只要到了节气边缘就会身体不舒服。

这是因为外界的六气变化会引发内部病邪使人感觉不舒服，一些疾病严重者甚至还有生命危险。所以一般病危的患者逢节气就有一个坎，很多人往往死于节气变换。

如何预防感冒

感冒的最根本原因就是经脉不通，卫气虚弱；其次则是风邪干扰，所以预防感冒主要从这两方面着手。

凡是交节病作，乃是瘀血。王清任有通窍活血汤。

【通窍活血汤】

赤芍 10 克　川芎 10 克　　桃仁（研泥）30 克

红花 30 克　老葱（切碎）3 根　鲜姜（切碎）30 克

红枣 7 个　麝香 0.5 克

注意，这里的麝香是指麝香仁，不是提纯后的，如果提纯后的麝香 0.5 克就太多了。这几味药，前面的药放一起熬汤，然后喝之前趁热加适量的麝香。

卫气虚，不忍风邪则用玉屏风散。

【玉屏风散】

防风 15 克　黄芪 30 克　白术 30 克

以上 3 味药，打粉，每日服用 5 ～ 10 克。

第五章

脾胃为仓廪之官

☯ 1. "上火"了，补脾胃降火，好方法有哪些

绝大多数的上火情形是因为脾胃虚弱，造成人体火太过，吃点热性的食物就会上火，牙龈肿痛，口腔溃疡。下面，从比较专业的角度来解释一下出现上火情况时经常的处理方法。

一是虚火上炎，这是最常见的上火情况，这种情况最需要的就是补脾胃，就整体而言，虚火上炎一般表现为人比较虚弱，气虚，还容易失眠，这个时候就需要补脾胃。

一般会用一些补脾胃的方法，如补中益气汤、四君子汤、六君子汤、甘草等。有时还需要用点引火归元的方法，驱寒除湿，如用点肉桂之类的。

二是肾虚火旺，这种情况最主要是表现为牙龈肿痛，一般伴随肾阴虚，这个时候最常用的方法就是滋补肾水，比如用点六味地黄丸、知柏地黄丸等。

三是湿热蕴中，这种情况是最严重的，一般会反复发作，很多人会有慢性胃炎，出现腹胀、失眠、口腔溃疡反复发作，这个时候就会用到中医的补泻兼施法，最常见的是半夏泻心汤等辛开苦降的补脾胃方法。

四是寒湿蕴中，造成脾胃运化失灵，这个时候就要考虑到温补脾胃了，最多用到的就是经方之中的理中丸，或者附子理中丸，把中焦的寒湿去除，人体上火的情况自然而然就去除了。

五是实火上炎，这种火气来的猛烈，本来也有脾胃虚的情况，但是救急时一般使用的都是最直接，最快的泻法，一般会用黄连、大黄、黄芩泡点水喝，效果快，安全，也最容易治疗。

最后一种则是最常见，最难治疗的，现在人的上火往往都是上热下寒，肚子是寒性的，但是头面却出现了热象，所以不管怎么处理都不太合适。此时我们一般会使用的方法就是艾灸，通过艾灸两三个穴位驱寒、补脾胃、去火。

学中医 用中医

常用穴位是：关元穴，驱寒，补元气；足三里，补脾胃，引火归元，最常用穴位；中脘，去除中焦湿邪的好穴位。

 ## 2. 为什么喝凉水的人容易长胖，中医告诉你怎么喝水

现在很多人热衷于喝水，每天要喝八杯水，其实这种是不健康的状态，正常情况下人体自身代谢能产生足够的水，维持身体需要，足够排出人体代谢物。

很多人因此每天可以不吃饭，只喝水，却经常抱怨，喝凉开水都长肥。

有人经常羡慕我，怎么吃也吃不肥，长不胖，体重也一直维持在某个重量级。

其实喝凉开水长肥的人是有原因的——

 ### 为什么要喝水

喝水是为了给身体提供足够的水分，从而促进代谢。如果代谢不及时，就会转化成身体的湿气。

 ### 水是什么药

在中医里面所有吃的都有属性，无外乎寒热温平。但水是一种最为特殊的药，因为水可以是寒性，也可以是温性的，只不过寒温之间偏性不大。凉水的药性就是凉性，所以水是一种湿邪，只不过这种湿邪的危害性很小。

 ### 造成肥胖的原因是什么

造成肥胖的原因就是阳虚，因为中医讲阴阳，阴是看得见的，阳是看不见的，肥胖是看得见的比别人多，所以就是阴盛，反过来说就是阳虚。具体

而言，阳虚又有几个要素。

阳虚具体表现为：气虚，痰盛，肾虚。

所以在减肥的时候尤其要关注这三方面，气虚的人脾胃的运化效果不好，吃进去的东西不能及时转化，运用，于是积累在了身体内。积累的是什么？就是人体代谢不了的一些湿邪和营养物质。

 如何减肥

减肥需要兼顾三方面的要素，第一是补气，所以很多时候减肥会用到大量的补气的药；第二是消痰祛湿，因为湿邪是人体能够长胖的一个根本原因，没有了湿邪的黏腻，很多杂质就不可能沉淀下来。最后就是补肾，补肾可以使湿邪气化，因为肾是人体的动力，是水汽化的根本原因。

 减肥具体措施有哪些

第一，跑步，慢跑。跑步具有补肾、除湿、健脾胃的效果，是最好的减肥方式。

第二，吃米饭，吃米饭是最简单，最懒的减肥方式。

第三，少喝水，水是用来解渴的，不渴的情况下最好不喝水。

只有从湿邪的来路、去路、代谢多方面入手，这样才能保持傲人的身材。

 3. 镜面舌是死证，为何用一个普通的方就可以轻松治愈

在中医的绝症中，很多绝症并不是绝对的，比如中医判断绝症有一个方法就是看病人有无代脉，出现代脉一般就是绝症，但是也有很多人出现了代脉，其实并没有生命危险，反而在治疗过程中慢慢痊愈。

在众多可以判断为绝症的镜面舌中，其实也有一种情况，那就是镜面舌并不一定就是死证，而是可以治疗的。

 ## 镜面舌为什么是死证

按照中医的观点，舌苔是表现胃气的标准，如果舌苔太厚了，就是湿气重，代表胃阳不行，不能正常运化水谷；如果没有舌苔，一般就是没有了胃阴，而没有胃阴就是一种最为严重的疾病，古人视为死证。

然而，镜面舌也不能一概而论，有的是没有了胃气，有的则是尚有胃气，还可以救治。

 ## 镜面舌有一部分是萎缩性舌炎

有的镜面舌其实就是一种萎缩性舌炎，并不是全身性的气血不足，胃阴亏虚，而仅仅是舌苔剥落，当然也是胃阴虚的表现，但是这种情况并不代表胃气已绝，所以尚有救治的可能。

 ## 所用何方

在清代的《证治准绳》中有一个方：清热补气汤，治中气虚热，口舌如无皮状，或发热作渴，口舌如无皮状，其实就是镜面舌，也就是现代所谓的萎缩性舌炎，只要用这个方治疗，一般十天便可见效。

 ## 【清热补气汤】

人参　白术　　茯苓　当归（酒洗）　芍药（炒）各 20 克
升麻　五味子　麦冬　玄参　炙甘草各 10 克

以上药用水煎服，800 毫升煮成 600 毫升，日三服。

如效果不好加炮姜，吃了还没反应则加附子。这个方主要就是清热，补气滋阴，用四君子汤打底，外加玄参、麦冬、五味子滋阴，用当归、芍药补血，稍微加点升麻，是非常平常的方剂，但是却可以治疗这么严重的疾病，可谓是平淡中见神奇了。

有时绝症也不是绝对的，《黄帝内经》说"**言病不可治者，未得其术也**"，中医其实也在不断地进步，只是现代人不知道而已！

 ## 4. 湿气也是宝，未必会导致疾病

有一次，很巧看到一个医生（自己很好的朋友）帮人家看病，他看了病人的舌苔之后，断定湿气很重，所以在开方的时候就非常不客气地加了很多燥湿的药，而且跟病人说，他这病是湿气重，去去湿就可以了。

然而，他所说的湿气重的舌苔类型其实只是舌苔薄白稍微湿润一点，是较好的舌苔相，根本不能算是湿气重。如果一个人的舌苔几乎没有，也没有湿润之象，那才是真正的大问题。

 ### 湿气致病么

现代的网上很多养生文章，动不动就说湿气致病，其实他们没有界定清楚，湿气是一种正常的因素，其实并不会致病，只有当湿气过盛之后，才会困脾，才致病。所以有一句话，"瘦子以湿气为宝"，试想，如果湿气是致病因素的话，为什么会说是宝贝呢？

所以，湿气只有在太过的时候，舌苔表现为厚腻，这个时候才是致病的，而此时的湿气不叫湿气，而叫"湿邪"。若舌苔表现非常干燥，根本就看不见水气的影子，这个时候病人往往表现为口干渴等，这个时候是湿气太少，表现为燥邪。

总结一句话，湿气不致病，有时候还可以治病；湿邪才致病，才会引起身体的不适。

 ### 湿气有什么作用

"燥以干之，暑以蒸之，风以动之，湿以润之，寒以坚之，火以温之"，如果人身无湿气，则不能润之，比如皮肤干燥，其实就是湿气润之的作用没有很好地发挥。如果今年燥邪很重的情况下，大家还不分青红皂白欲将体内的湿气赶尽杀绝，最后难受的是自己，在燥邪非常猖獗的年份，湿气反而可以帮人体抵制燥邪，可以治病。

湿气还是人体津液的来源，人饮水，进入胃中，便成了水谷精微物质，很大一部分便是湿气，如果经过脾、肺、肾膀胱等的气化之后，其实就变成了人的津液，如果身体内没有湿气，脾、三焦拿什么来运化呢？

 如何保护我们的湿气

湿气是宝，湿邪才是恶魔，现代很多人不分青红皂白要清除湿气，这是在自作孽，不可活呀。所以对于大部分人，最好不要再随意无节制地吃红豆、薏米之类的食物了，除非确认真的是湿邪重，不然患皮肤干燥、皮肤疾病的概率将会大大升高！

还要注意，少吹风，特别是出汗之后，毛孔打开，再吹风的话，湿气将不再是你的粮食，而会与寒邪、风邪一起变成恶魔伤害你的身体。

尽量不腹泻，不拉肚子，因为腹泻将使人失去很多津液，说白了就是湿气，所以保护湿气，脾胃很重要！

 5. 打嗝，口腔溃疡，还睡不好，小心得胃炎，看中医如何轻松搞定

胃炎无处不在，一不小心就得了胃炎，大多数胃炎对于中医来说都是很好治的病，但是不少人会采用西医的三联治疗，不过这种三联疗法对于病人来说是非常折磨的，如果能考虑使用中医，自然是非常正确的选择。

 胃炎都有什么症状

胃炎一般都是胃部不舒服，大多数是湿热为害，也有寒湿为害者，也有肝胃不和者，病久了也有瘀血等证，但是对于大多数人来说，胃炎的症状都是晚上睡眠浅，稍微有点风吹草动就会醒，吃饭时稍微吃一点就饱，时常心情烦躁，经常口腔溃疡，另外就是手心热，不会觉得怕冷。如果你发现自己是这样的，赶紧找中医大夫开方，快的几天就能治愈，一点都不痛苦！

 胃炎一般是什么原因引起的

大多数的胃炎都是因为脾胃被湿气所困引起的，有的是寒湿重，这种病人一般会有四肢冰凉的情况，胃口不大，四肢无力。但是大多数的胃炎还是湿热蕴阻中焦，这个时候就会造成打嗝、腹胀、大便黏腻等情况，所以治疗的关键就在于除湿热。

 胃炎如何治疗

胃炎可以大概分成四种类型：肝胃不和型，主要表现是稍微生气就加重，表现为肝郁气滞，多选择柴胡疏肝散治疗；脾胃寒湿型，则主要表现在四肢冷，老想睡觉，可以考虑附子理中丸；常见的湿热蕴阻型，可以考虑经方中的半夏泻心汤，这个方是专门为胃炎而设的；如果是瘀血型，主要表现胃痛，则可以考虑丹参饮，以一味丹参煮汤，即可治疗！

 常见的胃炎，不想找中医开方，怎么办

对一般常见的胃炎，我们可以直接用黄连治疗，实在不能喝黄连，可以买中成药黄连素，这个对胃炎也有非常好的效果，只是吃黄连时一定别吃猪肉，不然会更加严重。

 胃炎不治疗会如何

胃炎如果不治疗，通过中焦，湿热将会扩散，当湿热扩散至上下二焦时，就会出现白塞氏综合征，所以如果长期不能痊愈一定要注意，出现白塞氏综合征之后，再吃药，就难治疗了。

 何谓白塞综合征

此病又称口－眼－生殖器三联征，顾名思义，是同时发生于口腔、眼部、生殖器的疾病，具有其中两征者为不全型。此病为自身免疫病。临床上可见患者口腔内有反复发作的溃疡，溃疡可大可小，一般有绿豆至黄豆大小，边缘充血发红，中央凹陷，表面有黄色假膜，疼痛明显，溃疡质地柔软；眼睛会出现结膜炎、角膜炎、虹膜睫状体炎、脉络膜炎和视网膜炎等疾病，病情严重时会引起失明；生殖器的病变在男性为睾丸、阴茎、龟头处的溃疡，女性则发生在阴唇、阴阜等部位。溃疡外形类似于口腔黏膜的溃疡。能够自愈，但时间较长，真是痛苦的"难言之隐"。

总而言之，胃炎不是小事，大家宜加以重视！

6. 牙龈出血怎么办？辨别虚实最关键

现实生活中，很多人会出现牙龈出血的情况，而且有的人顽固不愈，让人非常难受，要么一刷牙便出血，要么平时吞咽口水也出血，这对人的身体非常不利。

西医认为，牙龈的慢性炎症是牙龈出血的常见原因，故牙龈出血多见于牙周炎和牙龈炎患者；但有时也可以是某些系统性疾病的口腔表现，这时应予以足够重视。治疗上一般就是消炎，物理疗法。殊不知，在这些方法的作用下，牙龈出血也许可以得到很好的控制，但是身体出现的问题并非就解决了。因为牙龈出血并不仅仅就是牙齿的问题，而是涉及全身的问题。

中医认为，牙龈属于胃、大肠，牙齿属于肾，所以牙龈出血其实跟大肠、胃有密切关系，同时也与肾密切相关，出血只是肾或者胃出现问题的一个表征。

出血分四种类型

正是因为牙龈出血跟肾、胃有关，所以根据不同情况可以将牙龈出血分为四种类型：

若胃经实热的，则血出凶猛，口必臭严重而牙齿没问题，宜服清胃汤，甚则服调胃承气汤，吃药之后下黑粪即愈。这种上火最容易出现在吃了烧烤之类的食物之后。

【清胃汤】

石膏 20 克　黄芩　生地黄各 5 克

牡丹皮 8 克　黄连　升麻各 5 克

加水 800 毫升，煎成 600 毫升，食后日三服。

【调胃承气汤】

大黄（酒浸）20 克　芒硝（后下）15 克　甘草（炙）10 克

加水 1800 毫升，煎成 600 毫升，去渣，少少温服。

如果是胃经虚火，牙龈腐烂，淡血渗流不止，宜服二参汤，外加补中益气丸。

【二参汤】

人参　玄参各 30 克

加水 800 毫升，煎成 600 毫升，分温日三服。

若肾经虚者，出血则点滴，稍微牙痛，牙齿动摇，有的或许掉牙齿，这种应该滋肾，如果是阴虚、有火，则用六味地黄丸加干姜。

如果是肾阳虚、无火，则用金匮肾气丸去附子，加干姜。

牙龈出血的危害

牙龈出血，说白了就是流血，流血多了则耗散人的肾精，久而久之就会出现肾精亏损，轻者生活质量不高，记忆力衰退，重者则不孕不育，肾脏功能衰退。

7. 古人怎么辟谷

《史记》记载张良在汉高祖死后，对吕后说："家世相韩，及韩灭，不爱万金之资，为韩报仇强秦，天下振动，今以三寸舌为帝者师，封万户，位列侯，此布衣之极，于良足矣，愿弃人间事，欲从赤松子游耳。"

其后乃学辟谷，导引轻身。会高帝崩，吕后得留侯，乃强食之，曰："人生一世间，如白驹过隙，何至自苦如此乎！"留侯不得已，强听而食。

辟谷是现在非常流行的话题，有点像八十年代的练气功，真的要说辟谷有没有科学依据，估计也只有辟谷的人自己知道，因为这种东西就好比气功、针灸一样很难证实，不过的确对人有利。这种养生术虽然有利，却不是对每个人都适合。

辟谷是什么

帮助刘邦打下天下的汉初三杰之一的张良，为什么表示"愿从赤松子游"，意思是你的高官厚禄对我来说没有多大吸引力，我不陪你玩。

一方面也表明张良深受道家"功成名遂身退"的道家哲学，另一方面则可能还暗示着张良对人性的洞彻，预示汉高祖留不得那些功臣。辟谷术在汉代就已经比较流行了，其实这种辟谷术就是《汉书·艺文志》中讲的神仙术与经方家的结合，为了追求长生不老而发明的一种非常好的养生术。

所谓的经方，就是"本草石之寒温，量疾病之浅深，假药味之滋，因气感之宜，辨五苦六辛，致水火之齐，以通闭解结，反之于平"，其原理还是根据中药的药性对人体的纠偏作用，通过不同的搭配形成不一样的特性，对人体的偏性做一些纠正，从而达到长生久视的目的。

而所谓的神仙术，则是"所以保性命之真，而游求于其外者也。聊以荡意平心，同死生之域，而无怵惕于胸中"，最高的境界就是"不食者不死而神"，辟谷术是中国土生土长的养生技术，其原理就是中医的致水火之齐，达到全身的通痹解结。

辟谷的谷是什么

现代人以为辟谷就是不吃五谷，其实是有偏差的，所谓的辟，不是避开，而是效法，所以《说文解字》说"辟，法也"；而谷呢？为什么要效法"谷"，《老子》说："谷神不死，是谓玄牝。玄牝之门，是谓天地根，绵绵若存，用之不勤"，何谓谷？谷读为穀，《尔雅·释言》："穀，生也。"《广雅·释诂》："穀，养也。"谷神者，生养之神。

辟谷术其实就是效法生生不息之道，为何传变成了不食五谷杂粮呢？

对于中国古代的五谷各有各的说法，一种是没有稻谷有麻，一种是没有麻有稻谷，其实是上古时期的五谷之中肯定没有现在所谓的稻谷，上古中国北方文明只有稷黍，周朝的始祖就是以擅长种植稷出名，钱穆先生甚至命名周商文化为稷黍文化；其后才有麦、粱，还有麻，这个是五谷。春秋战国时代的稻米不是主食，而是奢侈品，专门用来酿酒的。

在《周礼》中记载"食肉者勇敢而悍，食谷者智慧而巧，食气者神明而寿，不食者不死而神"，肉、谷大家都好理解，气怎么吃？其实这个气通"饩"，是精米的意思，就是我们所说的米饭。其实吃饭并不在辟谷的禁忌之中，但是米饭作为那个时代的奢侈品，自然不是一般人能吃上的，就好比冬虫夏草，现代的一般人吃不上，有一定社会地位的人才可以吃上。

为什么要辟谷

之所以要辟谷，肯定是吃谷的时候出现了问题，出现了问题才需要辟谷，于是停一段时间不能吃。其中的稷米，了解中医的人肯定知道，五谷中的所有主食都是有偏性的，比如：《证类本草》记载"稷，益诸不足。山东多食。服丹石人发热，食之热消也。发三十六种冷病气"，"治热，压丹石毒，多食发冷气，能解苦瓠毒，不可与川附子同服"，可见胃寒者不宜食用。

黍米则另有所弊，比如《证类本草》说"谨按性寒，有少毒。不堪久昏五脏，令人好睡"，对于阳虚之人，肯定是不能久服的。对于身体有宿疾的人来说，吃这些就是揭伤疤，"粒殊大，食不宜人，言发宿病"。

到了后来的粟米，稍微好一点，不过药性还是微寒，"味咸，微寒，无毒。主养肾气，去胃脾中热，益气。陈者味苦，主胃热，消渴，利小便"，对于胃热的人有好处，但是对于胃寒的人来说，还是不适于长期吃。所以《证类本草》说"胃冷者不宜多食。酸泔，洗皮肤疮疥，服主五野病及消渴"。

五谷中的小麦也是性寒，"味甘，微寒，无毒。主除热，止躁渴咽干，利小便，养肝气，止漏血、唾血"，《黄帝内经》认为小麦是肝之谷，对人体之肝脏非常好。

以上五谷其实都有偏性，偏向于性寒，对于很多胃寒的人来说，是不适宜的。所以，辟谷对于胃热的人，其实是有害的。

但是稻谷的功效却是大多数的食物不可能达到的，本草记载"味甘、苦，平，无毒。主益气，止烦，止泄"，性平和，对于五脏皆无偏性，是最适合食用的食材。古人甚至认为"粳米平和五脏，补益胃气，其功莫逮"，粳米是对人体五脏最好的东西，所以《周礼》说"食气者神明而寿"。

这也是越到后期，人民的寿命越长的原因，特别是自宋仁宗推广水稻种植之后，中国人的寿命及体质得到了很好的改善。人口也从几千万上升到几亿人口，王船山说宋仁宗的功绩有三，其中一个就是大面积种植水稻。

 为什么胃热的人不适合辟谷

一般来说，胃热代表胃阳兴盛，这个时候人的胃口大开，需要吃大量的饮食，这是来自身体内部的需求，吃一些性寒的东西，完全是"补不足，而泻有余"，这个是养生的正道。

但是对于胃寒的人来说，本来就胃口不好，很多人自己就自觉地少吃，或者直接不吃，辟谷对于他们来说是非常好的。

辟谷不适合所有人，只适合一部分人，所以大家没有必要跟风。

8. 古人辟谷怎么吃

上文主要通过考证，对辟谷术进行了一个系列的梳理，但是辟谷术不是不吃东西，而是吃比较少的东西，而且是吃一些有超强功效的食材。

辟谷吃什么

陶弘景在《本草经集注》中讲"道经、仙方、服食、断谷、延年、却老，乃至飞丹转石之奇，云腾羽化之妙，莫不以药导为先"，辟谷也就类似断谷，这些都需要用药作为先导的。

所以辟谷是要吃药的，而不是什么都不吃。那么吃什么样的药呢？

胃热之人，对于五谷具有很大的喜好，自然不会产生讨厌的想法，所以辟谷主要针对的是脾胃不好的人，大多数是胃寒之人，所以在辟谷的时候还需要辅佐一些治疗胃寒的食材。辟谷，其实就是中医养生（古人叫神仙术）的一种，在汉代非常流行，有一本专门指导辟谷的草药书，那就是《神农本草经》。

《神农本草经》上品说"上药一百二十种，为君，主养命以应天，无毒。多服、久服不伤人。欲轻身益气，不老延年者，本上经"，这些都是很好的可以长久服用的食材，但是长久服用也要注意禁忌，并不是千篇一律地可以长久吃，而是不同的人吃不同的药，然后能够达到不同的效果。

常见的辟谷食材有哪些

明白辟谷是主要针对脾胃虚弱提出的治疗方法，其实就很好理解了，对于脾胃有益的食材药材才能是辟谷的食物。

一类是久服通神明；在《神农本草经》或者《名医别录》中经常有"久服通神明"，这些明显是告诉世人，这些中药是可以久服的，是没有毒的。比如"白青，久服通神明""生姜，久服通神明"，这些药的明显的效果就是使

学中医　用中医

人的精神变好，神采奕奕，这种明显的就是有点扶阳的功效。当然，至于到底能不能长久服用，还是要根据每一个人的身体状态决定，所以辟谷术还有老师指导，如果没人指导，那就走偏了。

一类是"久服轻身延年"，"扁青，久服轻身延年"，"滑石，久服轻身延年"，这些很显然对人体有一定的作用，能够协助人体把不需要的垃圾排出体外，这种类似于现在除湿药的作用，持久服用之后，人体湿气就降下来了。

还有一类是，针对某一个问题的养生之术，譬如"菟丝子，明目轻身延年""地肤子，久服使人润泽"，"茵陈，久服轻身，益气耐老"，这种则是针对身体特定部位的食疗食养效果。

因此，时下流行的"是药三分毒"是不完全正确的，因该说"是毒药才有毒"。比如，小麦是药，但是不能说小麦三分毒，譬如说粳米是中药，也不能说粳米有三分毒。

 ## 9. 古人辟谷精髓之脾胃为本

我们知道，辟谷主要是针对脾胃的健康进行的养生，为什么我们的文化注重脾胃，注重土？而不是注重肾，或者肝，或者肺？

其实，在上古的时候，比如《扁鹊仓公列传》中记载，"人无谷气则死，人有谷气则生"，那个时候判断一个人能否活着，主要依据就是"谷气"，到了后来判断标准才改为"胃气"。《平人气象论》云：人以水谷为本，故人绝水谷则死，脉无胃气亦死。这些都是来自养生实践中的大智慧。

中医认为，肾为先天之本，一个人生下来就是因为父母的精血合和而成，有了身之后，如何维系这个身体的生命活动？就必须靠吃五谷杂粮，没有五谷杂粮就不可能活下去。因此，汉代的哲学体系中，脾胃是土，土是可以生出其余四个五行来的，所以土为这个世界的中心，是最核心的部位。

五行之中，每一个五行力量的改变，都会造成整个五行生克制化关系的改变，所以从原则上来说，生病是五行的不协调，通过任何一个五行来调节身体都是可以的，不管是补肾，补肝脏，还是补肺气，抑或补脾胃，但是有一个是不容否认的，那就是所有吃进嘴中的药都必须经过脾胃的消化才能够发挥药力。

基于此，通过调节脾胃将是最容易，最直接调节阴阳五行平衡的一种方式，如何调理？李东垣说"盖脾胃不足，不同余脏，无定体故也。其治肝、心、肺、肾，有余不足，或补或泻，惟益脾胃之药为切"，如果脾胃不及，就会有"木不及，火太过，土不及，金太过，水不及"，同时会出现以下疾病（根据《脾胃论》）：一是心火亢盛，乘于脾胃之位，亦至而不至，是为不及也。

二是肝木妄行，胸胁痛，口苦舌干，往来寒热而呕，多怒，四肢满闭，淋溲便难，转筋，腹中急痛，此所不胜乘之也。

三是肺金受邪，由脾胃虚弱，不能生肺，乃所生受病也。故咳嗽气短、气上，皮毛不能御寒，精神少而渴，情惨惨而不乐，皆阳气不足，阴气有余，是体有余而用不足也。

四是肾水反来侮土，所胜者妄行也。作涎及清涕，唾多，溺多，而恶寒者是也。土火复之，及三脉为邪，则足不任身，足下痛，不能践地，骨之无力，喜睡，两丸冷，腹阴阴而痛，妄闻妄见，腰脊背胛皆痛。

辟谷，自然是通过食用其他杂食的方法对脾胃进行养护，特别是胃寒之人，经过不断地调整，人体的阳气就可以很好恢复。因为中医认为，"所谓阳者，胃脘之阳也"，人体一身的阳气盛衰关乎脾胃，而又以胃气为主。

诚如李东垣所论，脾胃一虚则百病丛生，不管是肝脏还是肾脏，不管是肺脏还是心脏，都难免产生疾病。譬如古人辟谷最常用的就是茯苓，这位药是非常好的去除身体湿气的药，"通阳不在温，而在利小便"，只要小便通利，人体阳气则通畅，如此人阳虚的状态就很快得到了改善。

胃为六腑，以通为用，辟谷实际上就是一种通六腑的动作，六腑通，则阳气输布，自然阳气就得到了很好的养护。

现代人辟谷，喜欢讲一些虚幻的道理，既没有西方科学的依据，也没有中医学的依据，这也是辟谷这么一种非常好的养生文化不被大众理解，不被大众接受的根本原因。

如果要将辟谷这门养生术很好地发扬光大，理论的阐发必不可少，实际的证验也不可无。

 # 10. 一受凉就腹泻，这是什么怪病

可能很多人都有这样的经历，稍微吃点凉的东西就会腹泻，甚至有的人稍微吹一下风就会腹泻，那么这种情况是什么病呢？

这种疾病在西医看来叫肠易激综合征，其最主要特点就是：先有腹部不适，排便排气后可以缓解，可以表现为腹泻、便秘或两者交替。因为没有器质性病变，所以西医很难治疗，基本上算是疑难杂症。

然而，中医则在这方面比较擅长，能够较好地治疗此种疾病。中医将疾病分为风寒暑湿燥火，所以只要是因为感受外来邪气导致的疾病，都与风寒暑湿燥火有关，一受凉便腹泻，按理来说是寒气重，但是很多人用温中的方法治疗却往往效果不佳，为什么？因为——

 肠易激综合征是风寒邪气导致的

对于中医来说，腹泻无非就是脾出了问题，而脾出了问题则主要表现在脾与肝之间不和谐，凡是有腹痛出现的腹泻，多与肝有关，所以治疗这种疾病必须同时治疗肝。

在中医体系内，肝为木，属东方，东方生风，而肠易激就是在风寒侵入人体的情况下导致的肝脾不和，出现腹泻。所以在治疗的过程中，要非常注意治疗肝脏之风，又要补脾。

 戊己丸效果好

对于这种疾病，中医有一个方，专门治疗肝脾不和还有风寒邪气，那就是戊己丸，主要组成是黄连、吴茱萸、白芍、甘草、木香，其中妙处便是黄连苦寒与吴茱萸温热同用，这样就能降低本方的偏性，而且又有白芍、木香，可起到泻肝风、柔肝的作用。

戊己丸其实在现代已经被做成了中成药，名字叫复方黄连素，比较平和，因为经常用这个方治疗肠胃疾病，有很多心得，所以多次介绍给网友！

如果你身边有人这样，转告他吧，用这个药只需要十几块钱就可以治愈一些肠胃疾病，可谓功德无量！

11."鬼压身"，手脚不得动弹，中医告诉你背后的道理

很多人都有过鬼压身的经历，这种感觉非常吓人，明明自己什么都知道，也能听见别人说话，就是不能动弹，不能说话，眼睛也睁不开，仿佛这个世界是空洞的。

其实，这种现象与中医所说的脾脏是密切相关的，中医讲心主神，脾主思，神是可以识别外界情况的，也就是我们现代所说的大脑活动，而"脾主四肢"，执掌四肢如何行动，所以《灵枢》说"脾藏营，营舍意，**脾气虚则四肢不用，五脏不安**"。

脾与肠胃

其实中医的脾与现代讲的肠胃是大致相互重合的，脾主四肢，但是有的时候四肢不受心脏（大脑）控制，其实按照现代医学角度就是一个动物性神经与植物性神经的问题，植物性神经大多受脾胃影响，当脾胃出了问题，就会影响动物性神经的执行。

所以"鬼压身"往往还跟做梦、睡眠质量不好（**胃不和则卧不安**）有关系，脾胃好才是好睡眠的关键。

"鬼压身"一般什么时候多发

一般来说，"鬼压身"是在脾受到外界环境或者自身条件压制的情况下，比如吃了难以消化的食物或在每年的长夏季节，导致脾气虚，就容易出现"鬼压身"的情况。

 如何预防"鬼压身"

其实脾胃虚，在中医来说就是木克土的情况较多，可以艾灸足三里等穴位，也可以用补中益气汤之类的方剂加以预防，平时也可以准备补中益气丸。

补中益气丸组成：炙黄芪、党参、白术（炒）、当归、升麻、柴胡、陈皮、炙甘草。

这是一个补脾胃之气、升阳举陷的好方剂，各大药房也可以买到，是著名医家李东垣的成名方，脾胃虚就可以服用。

 ## 12. 气虚，大便排不干净，怎么办

对于很多人来说，便秘是很难说出口的秘密。因为便秘一时间也不会引起身体不适，只是稍微有点不便罢了，甚至有的人习以为常，所以基本不关注。

然而，便秘对人的伤害是很大的。因为中医认为，大肠为传导之官，大便经过大肠传导出去，是人体正确排出有毒物质的途径。如果这个途径不能很好利用，就会造成人体的气血有问题。

《伤寒论》中将便秘定义为"胃家实是也"，也就是说大便难，不管是虚实寒热，都是"胃家"出了问题，而胃为气血之源，如果胃没有清爽，气血就容易出问题。

在中医的辨证论治过程中，将便秘分成好几个证型，有阳虚型，有阴虚

型，有气虚型，还有实热型，但是对于大多数人来说，气虚型是最主要的。

 ## 气虚型便秘有什么表现

气虚型便秘一般有气短、呼吸短气，容易头晕，会出现口舌唇白等症状，大便时还容易有便意但是排不出来，或者排不干净。

 ## 气虚型便秘怎么办

中医有一个专方是治疗气虚型便秘的，那就是黄芪汤，方中黄芪大补脾肺之气，为方中主药，火麻仁、白蜜润肠通便，陈皮理气。

这个方对于大多数人来说，还是有效的，但是整个方搭配不是非常完美，所以不能经常服用。

因此，可以以一味白术作为治疗气虚便秘的替代品。可是，白术如何才能长期服用？

因为白术性燥，所以很多人服用白术之后都会出现一些副作用。中医炮制一般会选择用土炒，其实这种炒法炮制过后还是有一些燥性，最好的办法是用滋阴的竹沥炮制白术，之后用起来就非常平和了。

如果很难找竹沥，则可以用淘米水浸泡，也可以达到非常好的效果。实在嫌麻烦的话，就和黄芩一起服用，这样也可以。

便秘虽然不是非常严重的疾病，但是久而久之，就会使人的脏腑功能弱化，而出现气血亏虚的状态。建议凡是有便秘的人都注意，从食疗、中医药治疗等方面加以调节，防患于未然！

 ## 13. 辟谷能否治疗糖尿病？为什么中国人说不管用，西方人说就管用

辟谷是中国古代治疗疾病的一种非常好的方式，主要在士大夫等上流阶

层流行，很多想长生的人都会选择辟谷，从而延长自己的寿命，提高自己的生活质量，我还曾提出一个观点，中医四大经典之一的《神农本草经》就是汉代人民辟谷成功经验的总结，而且辟谷是用来治疗富贵病的。

本人在关于辟谷的系列文章中指出，辟谷其实只适合一些脾胃虚弱之人，并不是适合每一个人，其中糖尿病就是中医所谓的脾胃虚弱，所以中医在治疗的时候一贯都是用黄芪作为主打药物，也是以脾胃为本。

最近，一项发表在国际期刊《细胞》上的研究发现，"FMD禁食方案"成功帮助1型和2型糖尿病小鼠恢复了胰岛素分泌和体内葡萄糖平衡。而且这种模拟空腹法还成功地在体外诱导1型糖尿病患者的胰岛细胞分泌胰岛素。

他们发现，患者在5天的时间里只吃低卡路里，低蛋白质，低碳水化合物，高不饱和脂肪酸的食物。差不多是吃5天的素食，可以吃点坚果，喝点汤，每天热量摄入控制在750～1100千卡。在其他25天吃任何他们想吃的东西。在这一试验结束的时候，研究人员给坚决遵守这种饮食的志愿者们进行了体检，发现他们拥有了更低的血压，血糖水平也变得更稳定，胆固醇水平情况也比没遵照这种饮食规定的人更好。

然而，辟谷所治疗的疾病不仅仅是这些，根据辟谷食材的不同，治疗的疾病也各异，我曾以中医理论来解释辟谷及辟谷的适应证，并将辟谷所需要使用的中药作了系统的概述，并提出：

明白辟谷是主要针对脾胃虚弱提出的治疗方法，其实就很好理解了，对于脾胃有益的食材药材才能是辟谷的食物。

一类是"久服通神明"，"不老神仙"；在《神农本草经》或者《名医别录》中经常有"久服通神明"，这些明显是告诉世人，这些中药是可以久服的，是没有毒的。比如"白青，久服通神明""生姜，久服通神明"，这些药明显的效果就是使人的精神变好，神采奕奕，这种明显就是有点扶阳的功效。

一类是"久服轻身延年"，"扁青，久服轻身延年"，"滑石，久服轻身延年"，这些很显然对人体有一定的作用，能够协助人体把不需要的垃圾排出体外，这种类似于现在除湿药的作用，持久服用之后，人体湿气就降下来了。

还有一类是针对某一个问题的养生之术，譬如"菟丝子，明目轻身延年""地肤子，久服使人润泽"，"茵陈，久服轻身，益气耐老"，这种则是针对身体特定部位的食疗食养效果。

很多网友就表示怀疑，不认同，其实外国研究者只是看到了辟谷的一个好处，很多富贵病都可以用辟谷的方式加以治疗，不仅仅是糖尿病，希望国人能够真正找回汉唐时代的自信，能够正确地看待中国五千年的中医药文化，真正发挥中医药的功效，而不是做无谓的中医是否科学之类的争辩！

 ## 14. 湿气重的表现有哪些

在今日头条里面，湿气估计是大家最为关注的话题，只要涉及与湿气有关的帖子都能很火，很多人关注，很多人回答问题。确实也是一个对人威胁很大的问题，首先我们必须摆正态度，观念必须正确，那就是湿气不一定是对身体有害，而是要看对什么人，什么程度的湿气。

 ### 首先，湿气怎样才算合适

中医古语有言"瘦人以湿气为宝"，为什么这么说？因为瘦子本身就是津液不足，所以才会瘦。湿气来自水饮，水饮如果可以正常运化，就会转化为津液，津液与气血之间是同源之水。

因此，对于很多瘦子来说，湿气是一种宝贝，大家不要认为所有人都惧怕湿气。只有当湿气重到一定程度，才会危害人体的健康，这个度如何把握？就以阳气的旺盛程度和睡眠的时间作为标准。

如何是阳气的旺盛程度？如果一个人阳气很旺盛，那么湿气需要多一点好，阳气旺盛的人，或者湿气不重的人都表现为睡眠时间很短，经常容易亢奋。但是这种亢奋是暂时的，他们的持久能力通常不够。

比如，南方人与北方人之间，南方人湿气没那么重，因为他们吃的是米饭，而且南方水湿也重，所以身体内部不需要太多的水液；北方人由于需要

学中医 用中医

防寒，吃的又是面类食品，所以湿气稍微重一些，北方人的爆发能力强，但是持久能力不够，南方人则刚好相反。

所以对于正常人，有一点湿气是非常正常的，是非常健康的。根据什么来判断湿气正好呢？睡眠时间，一般睡眠时间在 8 ~ 10 个小时的人，湿气就是正常的，如果自然睡眠时间不足 7 个小时，那就有问题了，体内太燥热，这样就会形成精亏，因为湿气不够，津液就会耗散，津液耗散就是气血流失，久而久之就变成了精亏。很多创业的老板因为经常熬夜，睡眠时间太少，最后出现了严重的精亏，连治都不好治。而其原因则是"湿气"不够，睡眠不够，津液不足。

 其次，湿邪为害，主要表现在哪几方面

对于湿邪，要分三类九种，三类就是寒湿、风湿、湿热。然后根据所处的部位有上焦、中焦、下焦，组合起来就非常麻烦了。所以怎样判断就需要一定的辨别能力。

如果寒湿在上焦，就会出现怕冷，皮肤毛孔闭塞，鼻塞等情况，甚至会出现腰酸疼的情况；在中焦主要表现为脾胃不好，胃口很小，不想吃东西，很容易累；如果在下焦，就会出现腰酸背痛，小便清长，腰如带五千钱，很累的感觉。

如果是风湿在上焦，就会出现自汗，汗大，有时还有热象，出黄汗，肢节痛；如果在中焦，就会出现胃痛腹泻，稍微吃点东西就腹泻，即所谓的胃风病；如果在下焦，就会伤及骨头，出现关节疼痛，就是现在所谓的风湿病。

如果是湿热，在上焦则皮肤出现问题，瘙痒，眼睛红肿；如果是在中焦，就会出现胃胀，吃点就饱，睡眠浅，就是现在所谓的浅表性胃炎；如果在下焦，就会出现淋病，小便总是淋沥不尽，便意常有，但是拉不干净。

 湿气对女性有什么区别

对于女性来说，情况基本上是一样的，另外，一般都有白带异常、阴部瘙痒等情况。

再次重复，大家不要为湿气伤脑筋，湿气有时也能帮助身体建立健康的环境，不要被现在的舆论所误导。谨以此文献给所有被湿邪困扰的中医铁粉们，谢谢你们信任中医理论。

15. 睡着了起来跳舞，跳完又睡，这种怪病经方治疗效果好

梦游症，在神经学上是一种睡眠障碍，症状一般为在半醒状态下在居所内走动，但有些患者会离开居所或作出一些危险的举动，如翻窗、开车甚至一些暴力活动，如杀人等。现代医学认为这种疾病多与精神分裂症、神经官能症有关。

一般情况下，梦游只要不是脑器质性病变引起的，不需治疗。如果频繁发生，可请医生用些镇静剂。恐惧、焦虑易使梦游症加重，这就要设法消除恐惧、焦虑心理。

其实这种疾病对于中医来说，就是脾胃出了问题，中医界现代也提出了腹脑理论，也就是说腹部也具备控制思维的能力，按照现代神经学的解释其实就是植物性神经在肠胃分布广泛，肠胃的状态会影响人的行动。

在中医治疗神经官能症时有一个方非常常用，那就是调理脾胃的甘草泻心汤，古代把它当成治疗百合狐惑病的主方，其实与现代的神经官能症类似。

《生生堂治验》记载：有一个人去找医生，跟医生说了一个奇怪的现象。"小女年方十六，已经许配了人家，但是有奇疾，从来没有听说过。每夜待家人熟睡后，就会自己起来跳舞。天快亮的时候，又跑到床上睡觉。每天都这样，但是她自己却不知道。跟她说，她自己表示很惊愕，居然不相信自己晚上会起来跳舞。不知道这是鬼作怪还是有狐惑呢？听说先生您善治奇疾，特来诊之。"

医生熟知《金匮要略》，对病患的亲人说"这种病很常见，就是所谓狐惑病"，诊之，果然。开甘草泻心汤，吃了没几天，夜舞自止。

其实甘草泻心汤所主治的疾病就是现代的肠胃炎，或者说是神经官能症。

刚学医那会儿，在家乡帮人看病，第一次看好的就是神经官能症，当时记忆特别深刻，那位老奶奶患神经官能症将近40年，一直晚上出现各种不适失眠，也有梦游的情形，还有白塞氏综合征。当时找到我，主要是想治疗失眠，我一把脉发现右关浮滑，心下痞，所以就开了甘草泻心汤，吃了五天，失眠就好了，后来又吃了十天，白塞氏综合征居然也减轻了，出现了新的皮肤，肉色也变美观了。

 【甘草泻心汤】

半夏15克　甘草10克　黄连3克

黄芩　干姜　人参　大枣各7克

以上各味药加适量水煎煮1个小时以上，取汁日三次温服。服药期间不可吃猪肉。

甘草泻心汤是治疗肠胃虚弱出现了心下痞的药，在中医看来其实就是湿热蕴阻中焦，脾胃气弱，所以用半夏、干姜等辛开，黄芩、黄连苦降，甘草、人参、大枣补脾胃，是非常好的调理肠胃炎的经方。

16. 滋脾胃，用四君，一方遍尽中州法

武打片中，高手过招都是平平淡淡，不管对方出什么招，高手三两下就把对方的招化解了，这个在中医界也是如此，体现在遣方用药上就更加神奇。

学过中医的人应该都知道四物汤、四君子汤，这两个方是治疗气血亏虚的主方，气虚用四君子，血虚用四物汤，四物汤的运用在前面已经提到过，总体来说是补血的，但是我却把他用于补肝阴，或者补肝血，其中主要原因就是四物汤补血，血藏于肝之中。

 四君子汤是补气的，但是为何可以滋脾胃呢

中医补气，大家都知道用黄芪，用党参，但是大多数人不知道，黄芪不

能大补，党参也不能大补，因为只要身体稍微有一些气血不通，吃黄芪或者党参，就会出现上火的情况。

就是因为党参和黄芪都是向上的药，在人体的气血出入升降中起到的作用是升，当气血升得太过，就会出现局部气血旺盛，中医讲"气有余便是火"，如此就会出现头部上火。所以真正的补气，是平补平泻，不能太过也不能不及。

李东垣是公认的补脾胃大家，但是李东垣补脾胃不是一味地补，也不是一味地泻，"益胃又以升阳为先，故每用补中、上升下渗之药"。一方之中，有不同的药能够升降出入，方能盘活一身的生气，这就是李东垣善于补脾胃的重要因素。

 ## 四君子汤如何

四君子汤有茯苓、白术、甘草、人参，茯苓是淡渗的，很多人吃东西上火，加一点茯苓就可以减轻，主要原因就是因为茯苓能够"通阳"，甘草守中，对于很多脾胃虚弱的人来说，是非常好的中和药，红参有点升的意思，白术则除湿最速。所以四君子汤当为健脾胃除湿之方的王者，只要没有明显的阴虚或者阳虚都可以很快得效。

 ## 四君子汤适合哪类人服用

四君子汤因为太常见了，所以很多人基本都不太注重，要么开方就是几十味药，最少也是十几味药，所以几乎没人用原方，但是，原方的效果有时真的出乎人的意料。

四君子汤几乎没有什么偏性，所以特别适合一般人养生服用，只要出现"面色萎白，言语轻微，四肢无力"其中任何一个，又没有什么明显症状，都可以服用。

 ## 四君子汤可以用来防疲劳

现代有不少人因为疲劳过度，有的造成死亡，有的影响正常工作，如果在这些时候备一些四君子汤或者四君子丸，既可以缓解疲劳，也可以增强体质，增加饭量。

 四君子是非常广谱的丹药

现代白领，因为工作累，饮食不正常，很多人都有脾胃虚，湿气重的毛病，但是这种湿气重，脾胃虚又还没有影响到正常的生活。所以经常会忽视，日积月累，几年下来整个人就不精神了，一检查很多毛病就有了，再进行治疗，就很费劲了。

古人养生，自己身边经常备一些药丸，其实丸药就是治疗慢病的，慢慢来。也有很多人吃丹药，大家一听到丹药就觉得好像是道士炼丹，就是水银和朱砂，其实中医很多丸药也可以叫丹药，经常食用就行。

比如四君子加山药、黄芪，再经过特殊的工艺处理，就成了正元丹，是养生保健的大法。宋代的窦材，自称扁鹊再世，就说"保命之法：灼艾第一，丹药第二，附子第三"，现代养生，老大艾灸非常火，以老三附子为代表的扶阳也非常火，唯独老二丹药不火，可能的原因之一就是大家误解了丹药。

 四君子可以作为除湿气的正道么

现代人湿气除不胜除的原因之一就是肾虚，然而补肾较难速效，可以通过补脾胃的方法补，四君子除湿可以作为我们现代人的首选。只要脾胃健康，湿气就无处遁藏，才能真正吃什么都不长胖。

 ## 17. 肚子咕咕叫，还老放屁，大便不成形，怎么回事？中医有好方法

不知道什么时候开始，头条里面开通了邀请回答功能，很多热心网友不嫌弃，问我相关问题，我也尽量把一些好回答的问题以文章的形式，最好能够从理、法、方、药多个角度，以及服用注意事项等方面加以解说。科普中

医是一件非常重要的事情，能够给网友提供一个相对专业的解答也是所歆慕之事。

比如，此文就是应好几个网友邀请所著，可是为什么会有那么多人关注这个问题？很显然是大家都遇见了类似的情况，包括我自己其实也遇到过。

肚子咕咕叫是怎么回事

让我们先从一个古老的自然现象说起。大家离家远行，往往是从一个地方去到相隔千里的他乡，其实这就是一个地域的改变，生活场所的改变，气候也有很大的变化，对于很多人来说就容易"水土不服"。对此，古代的方法是带一点家乡的土，泡温水喝，就可以解决，但是现代人不太愿意这么做。

人从一个地方迁移到另外一个地方，在中医来说其实是一个"变化"的过程，在所有的五脏之中，脾主四季，主季节变化，同样也主空间变换。肚子咕咕叫也叫肠鸣，在中医看来，其实就是肠胃出现问题，胃气弱就会出现肠鸣声。

所以，出现肠鸣声的人一般都是脾胃有一些问题的，如果脾胃强则不会出现肠鸣声。

放屁是怎么回事

中医将放屁叫"矢气"，是判断肠胃是否有邪气的表征，"矢气"也是人体的"陈气"，偶尔排出陈气对身体是有利的，但是排出陈气太多则说明身体出了问题。

若某段时间频频出现矢气，很明显就是脾胃虚弱产生的正常生理反应。同样，脾胃虚弱，就会出现湿气重，湿气重表现出来就是大便溏泻。

如何处理

对于这种情况一般来说都是湿气重形成的，所以可以用燥湿的方法，补脾胃的方法，最好的就是建议大家服用复方黄连素，主要由吴茱萸、黄连、白芍、木香组成，古代又叫戊己丸，专门针对脾胃问题。

吴茱萸可以理气温中，黄连可以燥湿除热，白芍能够补脾阴，对于脾阴虚的人特别有好处，木香则是理气的王者，有腹痛者服之立竿见影。

 ### 吃戊己丸有什么禁忌

戊己丸是燥湿、温阳的药，所以吃了戊己丸之后出现四肢温，不怕冷了，就必须停止服用，以免出现上火情形。如果大家有湿热，比如出现了心烦的情况，则直接服用黄连素就行，不需要服用复方黄连素。

 ## 18. 吃点就饱，睡觉怕吵，重度胃炎，一方就好

说起胃炎，恐怕是很多人很恼火的事情，因为现代很多人都有胃炎，那么，人为什么会得胃炎？

西医从病原学来说，之所以有胃炎是因为有一种叫幽门螺杆菌的细菌，能够引起人体发生胃部炎症。外国科学家还因为发现了这种细菌获得诺贝尔医学奖。

在中国几千年前，就有一个专门治疗这类疾病的方，那就是张仲景《伤寒论》中的半夏泻心汤，还有五个泻心汤治疗类似疾病，中医如何认识胃炎的？《伤寒论》说"伤寒下之，不解，因作痞"，还没有到该泻下的时候就泻下了，于是出现了痞满。

在现实生活中，痞证的产生就是正常情况下服用了过多的寒凉药，特别是感冒后，感冒还没有好就吃一些寒凉的西药，造成"下之太早"，形成了心下痞，即现在所谓的胃炎。所以胃炎按照中医古典的认识应该是"病发于阴，下之因作痞"，**要预防胃炎就要从预防感冒开始。**

 ### 中医如何认识心下痞（胃炎）

中医将心下痞分成好几种类型，主要是湿热、脾胃虚、寒湿三种，这三种之间没有明显的界限，要分辨就需要临床上多加实践才行。但说到底，就

是湿气，就是脾胃虚。

经方如何治疗心下痞（胃炎）

中医有一个方专门针对心下痞，叫半夏泻心汤。这个方有半夏、人参、干姜、甘草、大枣、黄芩、黄连，可以说是辛开苦降都有，补泻兼施，即使对于胃气弱，没有心下痞的人也是适宜的。

如何判断自己是否适合此方

一般半夏泻心汤在临床使用的规律有三条，一是心下痞，就是所谓的吃点东西就饱；二是睡眠浅，稍有动静就睡不着；三是平时容易心烦，舌苔有点黄。有这三个症状，一般都会有右关脉浮滑，病情不太重者，只需要服用此方，一般三天见效，七天基本可以痊愈。

温馨提示

半夏泻心汤是一个非常平和的方，但是还需要注意很多事项，其中最为重要的就是吃药期间不能吃猪肉以及猪油、猪杂等，如果没有禁忌好，就会越吃药越严重。

19. 胡吃海喝太多，油腻荤腥太过，中医教你应对之策

新年是每一个人的美好回忆，也是享受美好生活的黄金时段，因为这时想吃啥就吃啥，平时吃不上的也可以吃上，那么，问题就来了，对于大多数脾胃虚弱的人来说，吃点就饱，吃点就腻，还积食，怎么办？

中医教你一招，用健胃消食片呀，不过对于很多人来说，这种药未必有什么效果，这时我给大家出个主意，吃补中益气丸吧。

为什么吃补中益气丸

中医认为人生病无非三大情况，第一是内伤七情，这种一般是长时间的

心情抑郁，怒火太过等造成身体疾病；第二种是饮食男女，饮食太过或者饥饿导致身体脾胃不适，房劳太过，或者方法不对造成肾虚；第三种则是外感风寒。

其中饮食疾病就是春节时分经常犯的忌讳，如何吃，吃多少，都是我们每天面临的大问题。因为脾胃虚会导致很多其他疾病，所以首要的就是推荐大家春节期间补脾胃。补中益气汤就是非常好的补脾胃的方。

 补中益气丸有何好处

补中益气丸由人参、甘草、黄芪、白术、当归、升麻、陈皮、柴胡，再加姜、枣组成，黄芪、人参、白术是非常好的补气药，还可以用于补脾胃，柴胡、升麻还可以泻肝胆之气，对于春天即将来临之时的时气疾病效果非常好。

另外，柴胡、当归还有解郁的功能，对于心情不适造成的一些问题也有作用。

补脾胃的药那么多，为什么推荐补中益气丸?

第一，补中益气丸是一个考虑非常周全的方。

第二，补中益气丸非常便宜，随处可以买到，药商不会炒作，也不会花费大家太多钱。

第三，补中益气丸非常中正平和，即使不是很对证，也不至于产生什么副作用。

 20. 阳痿早泄，补肾无功，原因竟是胃炎

对中医有所了解的人都知道，中医讲究一个天人合一，讲究一个整体观念，讲究一个辨证论治，其实这三个特点的核心点就是万事万物是普遍联系的，头痛很有可能是剖腹产引起的，也有可能是崴脚引起的，只是很多人对这个没有概念罢了。

我们知道，现在所谓的胃炎大半是中医里面所谓的"心下痞"，也就是因为胃气虚，导致胃的通降作用不能正常发挥，内含湿热之气。

在这种情况下，就会出现胃口不佳，吃点就饱，或者稍微吃点补药就上火，在这种情况下，不管是服用鹿茸还是人参，补益的效果都不佳。

另外，胃炎一般还会有心脏的问题，出现心神不宁，睡眠差，动不动就失眠。

 ## 胃炎为什么会引起阳痿早泄

阳痿早泄有很多原因，如肾阳虚，肾阴虚，或者心脾两虚，或者肝郁，但是有一种类型的阳痿早泄则很少被人关注，那就是胃炎引起的阳痿早泄，这种阳痿早泄不管怎么补，都收效甚微。

《黄帝内经》说"阳明主宗筋"，其中所说的宗筋其实就是男性的生殖器，而阳明就是足阳明胃经与手阳明大肠经。胃出现了问题就会影响宗筋的功能，所以胃炎很容易影响肾功能。

 ## 阳痿早泄该怎么办

一般来说，阳痿早泄要先解决肝郁、脾胃虚等情形之后再加以补肾，才能取得良好的效果。如果有胃炎，也就是中医所谓的中焦有湿热，不管怎么进补，药都不能进入人体，只是穿肠而过。

对于这种因为胃炎引起的阳痿早泄，我们需要从中焦脾胃入手，在将中焦脾胃湿热祛除之后，再加以补肾就会取得良好的效果。

如果是肝郁的情况，先用逍遥散等药进行解郁之后，再进行补肾才能取得满意的效果。

 ## 补脾胃可以加强肾气

在中医概念中，脾胃是后天之本，肾为先天之本，后天之本的脾胃之气充足可以增强肾中的先天之气，肾气强旺也可以增强脾胃的功能。

所以很多时候，用一点红参加强胃气，就可以很好地加强肾气，所以人参是一个非常好的壮阳之剂。

 ## 21. 为什么绝大多数人肥胖都是长肚子，而不是其他地方

对于中国人来说，肥胖几乎就等于毁容，虽然并没有这么严重，但是女性心中却也根深蒂固了。古人把长肥叫发福，也就是说在这个时候人开始变得有福气，毕竟古代是缺衣少食的时代，有得吃，吃了还能消化就是小康人家了。

对于现代人来说，大家都不缺吃的，那就看谁吃的好，吃得妙了，所以肥胖反而是大家都不乐意看到的现象。那么问题就来了，现代的肥胖与古代的肥胖是不是一回事？

答案是否定的。古人吃不饱，所以有吃的，脾胃好才能长肥；现代人有吃的，脾不好才会长肥，如果脾好则应该是身材匀称，不会出现过度肥胖。

 ### 为什么长肥

在中医的概念中，人体的肉分为肌与肉，肌是非常精悍的组织，可以产生无穷的力量，但是肉则不一样了，是脂肪。所以《黄帝内经》对健康的描述叫"**肌肉若一**"，肌与肉之间是有机结合在一起的，如果分开了，就会出现现在的虚胖，不健康。

其中的肉，则是中医所谓的"精"，是津液化生的，如果身体津液不足，就会消耗肉，用来维护生命；但是，津液也有另外一个属性，那就是水饮，湿气。中医认为，饮食进入人体之后，其实就是湿气，如果没有被脾胃运化掉，就会形成痰饮，形成湿气，如果被脾胃运化掉了，则成为津液，成为肌，如果脾之气不足，就成为肉！

人长肥，其实就是将津液固化成了肉，但是并没有转化成肌，不能形成良性循环。

为什么肉长在肚子周围？

如果水饮被运化成了肌，那么就会分布在身体的各个部位，人就会表现为强壮，匀称。但是只是转化成了肉，那就是赘肉了。如果用现代的话来说，脂肪一般会储藏在肠系膜附近，或者腹腔大网膜附近。

所以，中医认为"脾主大腹"，肥胖是脾虚造成的，出问题自然出在脾所主的地方，那就是大腹。

 如何化肉为肌

化肉为肌其实很简单，只需要健脾就行，如果脾健运正常，就会把多余的脂肪转移到四肢，为何？

因为"脾主四肢"，平时锻炼时只要不断运动，让四肢有足够的运动量，就可以让脾脏功能增强，把肥肉转化成肌肉。

22. 大便粘马桶是什么信号

网上曾有一篇关于大便粘马桶是大肠癌征兆的文章很火，很多小伙伴简直被吓坏了，其实是不是真的那么骇人听闻？这个真的有点值得我们思考，大便粘马桶是一种什么情况，为什么会成为大家的热点？

首先，大便粘马桶在中医看来是什么情况？湿气重。毫无疑问，如果是寒湿一般还有大便不成形，如果是湿热很多情况下就是大便非常稀，不成形，或者有脓血，所以大便粘马桶大多数情况下是因为寒湿。

 寒湿对人的伤害有哪些

寒湿首先是湿，对脾胃肯定很不好，再次就是对心脏，脾胃不好的直接后果就是化源不开，人只能越来越虚；心脏不好，代表什么？心为君主之官，主神明，所以这个时候往往还会有神不足，绝大多数的癌症开始都是因为寒，然后一步一步深入，变成寒热错杂，其中心火是抗癌的一个关键。

如果没有了心火，人就死了，世界上虽然有很多癌，但是很少听说过有心脏癌，主要原因就是心为君火，容不下寒邪，难以成为癌症。

那篇文章所言其实并不是耸人听闻，只是我们不会在意日常一些小动作，但是往往这些小动作会要了我们的命。古人说"夫**祸患常积于忽微，而智勇多困于所溺**"，每一种严重的疾病都是由很小的毛病积累起来的，只要我们不注意，就一定会发展成为要命的大病。

 寒湿如何防治

大便黏，其实就是寒湿在下焦，如何除去寒湿？需要分两个步骤，其一是祛寒，祛寒就必须补肾，尤其是补肾阳。其二则是祛湿，主要就是靠健脾，所以祛寒湿其实要注重两个方面，脾肾要兼顾。

在日常生活中，建议大家可以多服用**五子衍宗丸和戊己丸**，这两个方都是温热性质的，五子衍宗丸偏向于平和，可以补肾阳，又可以祛湿。戊己丸可以健脾胃，可以燥湿，主要祛除偏向于中焦的寒湿之气。

有的情况下，不但下焦有寒湿，中焦还有湿热，这种就是最难缠的了，先要把中焦湿热祛除之后才可以进行，这个时候建议大家可以吃一些苦味的食物，比如苦瓜之类的菜。中焦湿热祛除之后，再将下焦寒湿祛除，大便黏的现象就能解决大半了。

 23. 吃东西时咬伤舌头，咬破嘴唇，是一种病吗

很多人都有过类似经历，那就是吃饭或者喝汤的时候会不小心咬伤自己的舌头或者咬破嘴唇，有的时候尽管自己有意识避免，还是会受伤，这是怎么回事呢？

这种事在现代医学看来，是无法解释的，也没有很好的预防措施，但是早在几千年前中国人的祖先就有了很明确的解释，还有一套非常好的辨证论治方略。

嘴唇属于什么脏腑

中医认为"脾、胃，其华在唇四白"，所以出现牙齿不由自主咬唇的情况，一般都是脾胃出现了问题。此时的脾胃问题，一般也是因为脾胃有湿热，通常还伴随口腔溃疡、上火等症状。

古人认为这种情况其实是虚火上炎，脾胃作为运化枢纽的功能没有很好地发挥，所以气不能正常升降，所以出现了上火。

咬伤嘴唇如何治疗

针对咬伤嘴唇，一般都是虚火上炎，所以中医惯用的手法就是降虚火，古人惯用封髓丹。

封髓丹一方，最早见于元·许国祯编纂的《御药院方》一书"补虚损门"中。原文："封髓丹：降心火，益肾水。黄柏三两，缩砂仁一两半，甘草半两"，实际上可以三味药泡水喝，疗效也不错。

注意，一般古人的两是按照 10 ~ 15 克的换算比例，对此方而言，按照日常经验，以一两 5 克来换算比较合适。

这个方是千古名方，清代的郑钦安认为"此一方不可轻视，余常亲身阅历，能治一切虚火上冲，牙疼、咳嗽、喘促、面肿、喉痹、耳肿、面赤、鼻塞、遗尿、滑精诸症，屡获奇效，实有出人意外、令人不解者。余仔细揣摩，而始知其制方之意重在调和水火也。至平至常，至神至妙，余经试之，愿诸公亦试之。"

郑公所谓的调和水火，其实作用的就是脾胃，脾胃为枢纽，水火的升降都少不了脾胃的枢纽作用。

一般而言，如果服药之后，腹泻两次，就是痊愈的指针，如果不吃药，

学中医 用中医

腹泻两次也会痊愈，这是脾胃自己的排毒反应，大家要特别注意！

24. 为何汗多容易导致糖尿病

很多人平时没事，不出汗不怕冷，但是关键时刻，就是吃饭的时候，马上就开始出汗了，有的是鼻头出汗，有的是人中出汗，有的是整个头部出汗，这到底是怎么了？

人为什么出汗

中医将出汗分为很多种类，其中有自汗、盗汗、头面汗出、手足汗出等，具体来说汗出就是人体津液往外渗出，古人说"头者诸阳之会也，邪搏诸阳，津液上凑，则汗见于头也"，所以对于头汗出，肯定是三阳经出了问题。

而吃饭汗出其实就是三阳经（太阳经、少阳经、阳明经）中的阳明经出现了问题，吃饭的时候，水谷之气进入胃中，胃气变充足，此时卫表之气又不足，所以就导致了头面汗出。

这种出汗是什么证型

水谷之气加于胃中，然后汗出，这说明胃中有邪气，胃中有热，所以这种证型主要就是胃（阳明经）气虚外加有邪热，古人将此病叫漏风症，并总结原因为饮酒中风，然后出现了食则汗出。

中医如何治疗

对于以上证型，一般可以按照胃中有湿热的方式治疗，即用四君子汤加黄连之类的，或者半夏泻心汤加黄芪、白术之类的治疗。

古人有一个专门治疗此病的方，叫白术散，方书记载"漏风证，主酒风，饮酒中风，或汗多不可单衣，食则汗出，多如液漏，久不治，为消渴疾。治效白术散主之"。

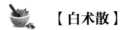 **【白术散】**

牡蛎（焙赤）20 克　白术 15 克　防风 25 克

将以上药碾为末，每服 5 克，温水调下，不计时，如恶风，倍防风、白术，如汗多面肿，倍牡蛎。

对于吃饭汗出之人来说，脾胃虚有湿邪是肯定的，古人告诫我们如不治疗，很有可能发展成糖尿病，所以还是要多多注意。

学中医　用中医

第六章
肝为将军之官，胆为中正之官

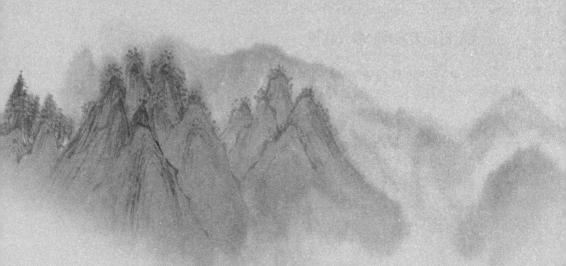

1. 肝癌有什么先兆？什么样的人容易得肝癌

有些人平时非常强壮，风寒感冒都不会得，但是说没就没了，熟悉的人都很意外，平时那么强壮的人怎么突然就没了？

有些人平时看起来非常脆弱，弱不禁风，动不动就吃药，但是活到七八十岁还是好好的，该吃药吃药，能吃能睡。

以上两种情况经常能见到。《周易》认为，人应该有谨微之心，所以说，"履霜，坚冰至"，秋天看见霜雾，就要明白马上要结坚冰了。每一个疾病的发生都是由细小的病变引起的，慢慢积累，时间一久就成了大病。所以，《周易》说"臣之弑君，子之弑父，非一朝一夕之故，由辨之不早辨也"，很多人看似强壮，其实早就得了病，只是他们比较坚强，不吃药而已。

上面举的例子之中，前者就是"辨之不早辨"的人，这些人之中很多有隐疾；后者则是大多数女士，一般女士比较细腻，比较怕事，所以稍微有点不舒服就会找医生开药，这也是为什么女士的平均寿命比男士长的原因之一。

肝癌到底有没有先兆呢？为什么一般肝癌一发现就是晚期，无可救药？

肝癌在现实生活中是有先兆的，我有几个好朋友的父亲是得肝癌去世的，他们很早就发现了异常，但是没有加以重视，最后发现肝癌时就是晚期了，基本上活不过半年。

 ## 肝癌的先兆一般有几种

第一种就是经常性困乏，因为中医把肝脏叫"罢（古之通假字，同'疲'）极之本"，人体的筋都是由肝来统属的，只要出现了肝的疾病，就会有困乏的情形，当然肝硬化、脂肪肝、乙肝等肝病也有这种情形。

第二种就是肝区疼，因为肝脏只要稍微有点问题就会导致气机阻滞，很容易出现胸胁疼痛，很多人经常忽视，这也是造成疾病加重的原因。

第三种就是晚上定点失眠，一般是在凌晨 1 ～ 3 点定点醒来，这个非常明显，大家需要特别注意，因为在中医子午流注中丑时是肝经所主。如果出现这种情形就要注意了，提前调理，才不会出现恶化的情况。

第四种就是太冲穴压痛明显，如何判断一个人有没有生气，或者说有没有生闷气？只需要按其太冲穴，有肝病的人只需要轻轻一按其太冲穴就会有明显的压痛。

如果只有其中一个或者两个症状，就要考虑肝病；如果都有了，就是比较严重的肝病了，肝癌无非就是这些疾病的加重而已。

 什么人容易得肝癌

一般得肝癌的人都是平时比较闷，有气闷在肚子里，是一个闷葫芦；这种人一般不引起别人的注意，即使有一些不适，也不会让别人知道，自己又很要强，一步一步就会发展成为严重的肝病。

 怎么预防肝癌

现代医学检查并不是说没有用，但是对于肝癌来说的确太迟钝了，很多人查出来都是晚期了，因为在肝脏没有器质性病变的时候是不容易查出问题的，但是如果用中医的理论，其实只要有一点问题就可以查出来，所以建议大家多多看中医，用中医检查，用中医治疗。

很多人没有查出原因，就无法治疗，这是现代医学的规矩，但是只要一天不治疗就会加重病情，对病人的健康是无益的，在没有检查出疾病原因的时候可以保守治疗，而不是不管不问。

 2. 胸小是一种病，强烈影响胸部发育的药有哪些

女人的胸部是女性美的重要组成部分，现代人更是注意保养，甚至不惜花重金丰胸。同样是胸，为什么别人的很"凶"，有些人就只是"旺仔小馒头"呢？

中医认为，人体的胸部发育是与子宫密切相关的，所以早在《诸病源候论》中就提出，女性气血下则成月经，上则成乳汁、乳房，女性的乳房发育与子宫的状态是密切相关的。

 什么样的人胸部大

了解中医理念的人都知道，男性重肾，女性重肝，并有肝为女性之先天的说法，女性出现了月经病，一般也是从肝论治，肝经也直达胸部的乳头，那么肝如何使乳房发育正常？必须是肝阴足，因为胸部长大是看得见的，是阴，所以一般肝阴足的人就可以形成比较傲人的双峰。

 什么样的人胸部小

经常暗耗肝阴的人就会胸部小，一般这种人都是比较能忍，经常生闷气，造成了肝气郁结，使得肝的疏泄功能不能正常发挥，也会造成肝阴被劫，所以女人最好不要生闷气。

还有一种情况就是月经不调，或者因为寒气重，使得经脉不通畅，气血不能正常运行，月经不规则，或者有瘀血，气血不能上升到胸部，导致胸部不能正常发育。

另外，月经不调的病人一般多是气滞血瘀，会使用一些活血行气的药，或者一些疏泄肝气的药治疗，而这些药也是造成胸部不能正常发育的元凶。

 什么药是造成胸小的元凶

在妇科疾病中，最常用的方就是逍遥散，其中的君药就是柴胡，只要多吃几天马上就会呈现一种肝阴被劫的状态，所以叶天士一直诟病柴胡，认为柴胡不可大用，特别是肝阴虚的情况下。

另外，还有一些疏肝理气的药也是造成肝阴被劫的元凶，比如香附、佛手、郁金、青皮等。

如何才能使胸部大起来

要保持舒畅的心情，特别要具备肝阴足的基础条件，更不要生病，因为一生病就必须看医生，看医生往往会使用疏肝理气的药，必然会造成肝阴被劫的情况。

要调节好自己的心情，不生闷气，很多胸部发育良好的人其实都有一个个性，脾气会比较直，生起气来也是很直接，这种人就不会出现肝气郁结的情况，即使有也是稍微有一点，并不严重。

生了病如果要看医生，如何避免劫肝阴的药？

现代的中医基本上都会用劫肝阴的柴胡来治疗月经不调，很少人不用。（本人治病一贯不用柴胡，特别是妇科病）

 3. 近视是肝阴虚？中医这么看

这次给大家介绍一个家传秘方，专门治疗近视，且特别容易做到，只是高度近视者恐怕没有多少机会了，轻度近视者还是可以通过食疗救回来的。

首先，近视是什么？大家有没有一个明确的概念？所谓的近视，就是在一定距离内才能看清楚东西，超过了一定距离就看不清楚，其实古人称这种感觉叫眩，所谓的头晕目眩就是这个效果。

我为什么要献出这个秘方？因为我深知近视的苦恼，现在的小学生近视的就非常多了，我们读小学那会儿基本上没什么近视，到了初中则近视稍微多一些了，到了高中，我们班的非近视人士就基本没有几个了，到大学没有近视的就只剩下我一个人了！

 近视是怎么形成的

近视的形成肯定是过度用眼，而且是强光照射下的用眼，所以玩电子游戏的人最容易近视，其次就是现代的灯光太强，很多人在强光的刺激下，整个人不知道疲倦，眼睛也不知道疲倦，就好比一只接受长日照处理的鸡，只知道生蛋，不会休息。

眼睛近视就是在强光照射刺激下不知疲倦地工作而形成的。

 中医如何解释近视

在中医里，眼睛属肝，肝之精上乘于目，所以眼睛就是肝的外在表现，用眼过度就会造成肝血亏虚，肝阴耗竭，形成眩晕。《黄帝内经》说"**诸风掉眩，皆属于肝**"，不管是风病，还是眩晕，都是肝的问题。

而肝的问题如何处理？肝体阴而用阳，所以最重要的就是要补肝阴，要建本。治疗近视最主要的就是要滋肝阴，要祛肝风，治疗好了肝风，"眩"的状态自然就能改善。这也是为什么我每次视力下降就会回家休整，食疗一段时间，视力马上就可以恢复的原因。

 什么药可以滋肝阴、除肝风

中药中有一味食材是祛肝风的要药，这就是天麻，《神农本草经》记载天麻"主杀鬼精物，蛊毒恶气。久服益气力，长阴肥健，轻身增年"，可以祛身体之肝风，治疗头晕目眩。天麻也是西南地区人民餐桌上的常见食品。

但有天麻还不够，还需要一个更加养人的动物，那就是我们餐桌上的鸡，不过这个鸡有讲究，必须是还没有下蛋的雌鸡，而且必须是土鸡，现在外面卖的鸡效果都不理想。

因为中医认为，**鸡为肝之畜，食用鸡对肝脏的补益效果最好**。

 怎么服用

在药店或者菜市场买点天麻，买回去之后还需要经过炮制，天麻需要放在饭锅上面蒸，也就是我们焖好饭之后，把天麻放在上面蒸一段时间，这样吸取米饭的精华，有利于人体吸收，效果更好。

将天麻与一只鸡一起炖汤，直接服用，每个月吃一次就可以预防近视。

 还有辅助措施没有

根据个人情况还可以辅助服用杞菊地黄丸、六味地黄丸，因为有的时候可以通过补肾阴达到补肝阴的效果。

 平时要注意什么

看书的环境不需要太亮，一般亮就行了，现在的一个错误观念就是灯暗会导致近视，殊不知，正是因为大家都觉得灯暗会导致近视，都用强光照，所以现在的近视越来越多。

最后，此秘方是本家家传秘方，请大家告诉所有有良知的人们！

 ## 4. 高血脂、高血压，试一试这个食疗方

现代社会"三高"成为普遍存在的问题，其中高血脂、高血压往往同时存在，高血脂、高血压是现代医学的名词，其实在中医看来，高血压、高血脂大多数与肝密切相关，有的高血压是肝阳上亢，有的是肝风内动，有的是肝肾阴虚，还有的是气虚瘀滞，但是大多数都与肝有关。

但是在这些疾病中，有一个共同点，就是容易出现头晕，按照西医说是供血不足，而中医则认为大多数都是"诸风掉眩，皆属于肝"，这些问题都是肝出了问题引起的，所以中医在治疗高血压时就倾向于用镇肝息风的方式治疗。

天麻就是一味为肝脏而生的草药，人民观察到，风吹过天麻长在的地里，其他草都动，唯独天麻不动，所以也叫定风草。所以《得配本草》记载天麻"入足厥阴经气分。止风虚眩晕，通血脉九窍。治痫定惊，治风疏痰，有自内达外之功"，是非常好的搜肝风，定惊痫的药，同时天麻也是一味非常好的食材。

但也有不少朋友因为头晕直接吃天麻，但是一开始吃天麻效果好，经过

一段时间之后，效果就消失了，这也是单独服用一味药的弊端。

而且，天麻有一个缺陷，就是容易动血。按照中医的理论，天麻是风药，风药性燥，动血，所以单独服用天麻时需要注意其燥血之弊，所以有的时候需要在煲米饭的时候蒸一下，这样可以利用米饭的功效缓解其容易动血的弊端。

每一味中药都有偏性，我们就是利用药物的偏性治病，如果单味药要长久服用，就必须进行炮制。利用其他药物制衡其偏性。

因天麻"血液衰少及类中风者忌用"，所以在使用天麻的时候就必须加一些活血、补血、润燥的药。活血的药，最好的就是三七，三七药性平和，不会出现什么大的偏性，可以与天麻一起长久服用。

另外，还需要加一些补血润燥的药，我们可以选择"血滞能通，血虚能补，血枯能润，血乱能抚，盖其辛温能行气分，使气调而血和也"的当归，这三味药放在一起，作为食材炖鸡，炖排骨等都行，对高血压头晕的患者大有裨益。

但是，如果高血压已经非常严重了，建议找大夫就诊，就不要吃食疗方了。

5. 滋肝阴，就选择妇女之友四物汤吧

在中医治病的过程中，有很多人守一个方治遍所有的疾病，比如金元时代的王海藏就以此方变化成为六合汤专门治疗妇科疾病，以及妇人所生各种疾病。医书记载"治一切血虚，及妇人经病"。

四物汤到底是何方神圣，具有如此好的效果

四物汤首先出自《太平惠民和剂局方》专门治疗妇科病的，方书记载"调益荣卫，滋养气血。治冲任虚损，月水不调，脐腹痛，崩中漏下，血瘕块硬，发歇疼痛，妊娠宿冷，将理失宜，胎动不安，血下不止，及产后乘虚，风寒内搏，恶露生瘕聚，少腹坚痛，时作寒热"。

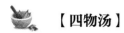 **【四物汤】**

当归（去芦，酒浸，炒）　川芎　白芍药

熟干地黄（酒洒，蒸）各15克

将以上药碾为粗末。每次取60克，加水900毫升，煮成600毫升，去渣，热服，空心，食前服。若妊娠胎动不安，下血不止者，加艾10叶，阿胶1片，同煎如前法。若血脏虚冷，崩中去血过多，亦加胶艾煎。

很显然，宋代人把四物汤当成治疗月经病、冲任虚损的主方，并且主要在于调节月经和血症。

然而，四物汤的作用不仅于此！

也许我们大家都觉得四物汤就是女性吃的，其实这个观念是大错特错的，四物汤是一个补肝血的非常好的方子。对于有肝阴、肝血虚的人来说，效果是非常好的。平时只要出现了肝血虚，就可以用四物汤加以调治，而且四味药都是非常平和的，所以在现实生活中也可以当成食材。

 ## 如何使用四物汤

四物汤是治疗肝阴虚、肝血虚的方子，所以只要有肝阴虚或者肝血虚的情形都可以使用，一般有肝血虚的就会出现眼花头晕、左关脉沉涩，只要吃点儿四物汤，效果非常快。

 ## 四物汤有什么禁忌

中药都有适应证和禁忌，四物汤的特点就是有点滋腻，所以中焦湿气重的病人就不能使用，如何判断中焦湿气重不重？看舌苔，舌苔厚腻的就是湿气重。

 ## 预防近视可不可以用四物汤

当然可以，但是一定要确保湿气不重，胃口好，另外最好做成食材，与鸡一起炖，这样吃起来就更加有利于滋补肝阴了。

6. 逍遥散有两大害处，月经不调也不能常服，小心肝阴被劫

现实生活中，肝气郁结是非常常见的症状，大多数人在这种情况下都会选择用疏肝理气的方法治疗，然而并不是所有的肝气郁结都宜疏肝理气，因为疏肝理气的方法是泄肝的，容易造成肝阴被劫，影响身体健康。

我们知道，肝气郁结的表现主要是肝脾不和，在五行上来说就是土木相战，逍遥散就是建立在这样一个病理基础上的治疗方案。逍遥散以柴胡为君，柴胡疏泄，芍药柔肝，可以泄肝，茯苓、白术利湿健脾，再加一点当归、薄荷等，时下很多女同学都喜欢自备逍遥散，稍微有点月经不调就服用。

然而，这并不合适，容易造成两点伤害，一是造成肝阴虚，容易近视，女人容易平胸。按照中国五行的规律，太少相生，木太过就必然会有火不及，土太过，金不及，水太过，在这种情况下的土木不和就要补火，通过补火，能够使木生火，火生土，这样就解决了土木之间的矛盾，在经方之中，月经不调都是通过温经来治疗的，也就是补足火气。

土木相战，还有一种情况，一是土不及，土不及必然有火太过，火太过必然有木不及，但是此时土不及是根本，土木不及还是造成了土木相战，针对这种情况就要考虑使用"子能令母实"，需要用的就是补脾肺之气，通过补气来治疗，需要大量使用黄芪、党参之类的药。

中医认为"邪气盛则实，正气夺则虚"，凡是疾病皆是正气虚，柴胡是"推陈致新"之药，肝气郁结、肝脾不和本来就是因为"肝体阴而用阳"表现为肝气旺盛，从根本上来说还是虚，不可大泄。实际上，用逍遥散治疗月经病，效果非常好，但是很容易复发，其根本原因就是久服逍遥散会使人变虚，没有真正建立强大的气血基础。

对于大多数人来说，治疗月经不调的效果是关注的重点，但是什么样的方法大家并不关注，不同的方法将造成不同的结果，我们需要从中选择最优

质的治疗方案！

逍遥散并不逍遥，一不小心就中了招！

7. 乙肝及乙肝病毒携带者如何护肝，中医有绝招

中国乙肝病患者和乙肝病毒携带者很多，而发病患者比例也很高，这对中国人民的生活质量有着非常重大的影响。幸好，在近几年的乙肝疫苗的干预下，传染程度得到了控制，但是乙肝病毒依然影响着每一个正常人的生活。因为乙肝是传染病，人们时刻有被感染的可能。

我家祖父、父亲在当地是小有名气的医生，其中乙肝治疗是拿手好戏，自我记事起，就看见他们治疗各种肝炎，其中以乙肝最为难缠，丙肝、甲肝之类的一个礼拜差不多就解决了，但是乙肝需要 45 ~ 60 天，当然在与疾病作斗争的过程中也总结了很多经验，家父也因此远近闻名。

今将经验公布，与朋友们分享！

乙肝的疾病属性

要治疗、预防乙肝，首先要明白乙肝的属性，属于什么分类。乙肝是中医黄疸的一种，而黄疸又分为阴黄、阳黄，总体来说，乙肝的根本原因是湿。阴黄偏向于寒湿，阳黄则是湿热，故而在治疗时，着重在祛湿上。

乙肝的湿邪是上焦、中焦还是下焦

一般来说，湿气分成三个部位，有的是上焦，有的是中焦，有的是下焦，黄疸的湿气是哪里的？很明显，黄疸的湿邪位于三焦，所以全身都是湿邪，这也是黄疸或者说乙肝难以治愈的一个根本原因。

护肝片能不能吃

很多人在治疗乙肝时都选择护肝，吃所谓的护肝片，然而护肝片中含有

柴胡等疏肝理气的药，长久、大量服用则会得肝阴亏损之病。也有人吃进口的西药护肝，但长期大量服用对人体的伤害也很大，特别是对肾的伤害，所以这种药没必要长久吃，否则不但难以达到理想的治疗效果，还会拖累其他脏腑。

 ### 中医如何护肝

乙肝或者乙肝携带者，大多数都是湿热病，而且会有肝阴虚，所以最重要的就是护肝阴，当然还有肾阴虚的可能，所以对乙肝的治疗要综合考虑肝肾阴虚。

家父在乙肝患者痊愈之后一般会让他们服用六味地黄丸或者杞菊地黄丸，另外不能服用食盐，因为食盐泻肾的作用太大，很多人得了乙肝，根本原因就是肾虚。

 ### 如何护肝阴

中医有一味非常好的药，可以护卫肝阴，叫作秋石，医书记载秋石能够"滋肾水，润三焦，养丹田，安五脏，退骨蒸，软坚块。治虚劳咳嗽，白浊遗精，为滋阴降火之圣药"，对于湿热造成全身发黄的黄疸患者，这种药可以代替食盐，疗效非常好。

 ### 乙肝携带者可否转阴

乙肝是非常难缠的疾病，能够肝功能恢复正常就比较困难，如果要转阴更加困难，不过还是可以转阴，具体方法是将鸭蛋和地骨皮一起煮，可以多吃。不过近几年以来，转阴成功案例只有几例。

8. 静脉曲张是小病吗？ 不注意或成严重肝病

我们习惯地将暴露很明显的静脉血管叫青筋，为什么中国人会将这种青色的血管叫筋呢？ 因为中医认为筋所属于肝脏，筋的问题都与肝脏有关，有的地方甚至将脸露青筋列为骂人的话，因为脸露青筋者一般脾气不好，容易发怒。

其实，以中医的观点来说，青筋的出现就是肝脏出了问题，而所谓的青筋以现代医学来说便是静脉曲张。

肝有问题为什么会导致静脉曲张

静脉曲张说白了就是血液的回流出现了问题，而中医则认为属于血瘀，导致气脉不畅。肝主疏泄，对气机的调畅起主导作用，只要肝出现了问题就会因为肝气郁滞而出现血瘀。

另外，肝藏血，人体之血都藏于肝，所以静脉曲张出现的血液瘀滞其实很大原因是肝脏所藏之血不能正常输布，所以表现出来血管非常扭曲的现象。正是因为静脉曲张是肝的问题，而肝主怒，所以面有青筋或者身体有静脉曲张的人一般都表现出脾气大，经常发怒的特点。

在临床中，经常可以观测到有静脉曲张的人一般都有家族肝病史，或者饮酒过量，或者得过乙肝之类的疾病等。

如何解决

静脉曲张在中医看来，是筋病，主要是邪在肝脏，所以一般需要用酸性的药加以治疗，有很多酸性的中药都有这个效果，比如木瓜、山茱萸、白芍等。当人的静脉怒张的时候，稍微吃一点收敛的药，其实都可以很明显地看到血管收缩了。

中医有一个专门治疗这种疾病的方，叫作芍药甘草汤，来自张仲景的《伤寒论》，本来是治疗因为津液丧失而导致的转筋、腹部拘挛，但是因为腹部拘挛、转筋、静脉曲张其实是一个道理，所以芍药甘草汤都能治疗。

【芍药甘草汤】

白芍 40 克　甘草 40 克

以水 800 毫升，煎取 600 毫升，分温三服，每日一剂。

一般 7 天就可以见效，如果还有其余问题，比如寒气重、怕冷，则可以在此方基础上加制附片10克，如果有肢节疼痛则可以加续断之类的药。

 ## 9. 痛经有几种类型，你知道么？对证疗养才能见效

痛经是对妇女同志折磨最多的一个疾病，也许很多人有月经不调，有白带，但是跟痛经比较起来，就是小巫见大巫。因为我在临床上见过的痛经患者太多了，为她们的痛苦感到很心痛，所以也一直不断增强自己的诊疗水平。

在临床上，几乎五个妇女中就有一个妇女有痛经，有的比较和缓，有的比较剧烈，不管如何都严重影响了她们的生活质量。所以，对于一个医生来说，也许是一个方，但是对于病人则是救命之药，所以我总结这些年的临床见闻，供大家参考，特别是平时养生参考。

痛经通过平时的调养或者食疗是可以大大减轻的，甚至可以治好。但首先必须明白自己所得为何种痛经类型，痛经类型总共可以分成四类，一是寒凝气滞型，一是肝气郁结型，一是气滞血瘀型，一是阴虚肝郁型。

 ### 什么是寒凝气滞型

对于大多数妇女来说，寒气重是生病的主要原因，特别是子宫寒冷者，主要有四肢冰凉、肠胃不好、喜暖喜温、腹部冰凉等表现，这种病人最好对付，只需要坚持艾灸就行了，比如艾灸关元穴或者吃姜糖即可。

 ### 什么是气滞血瘀型

气滞血瘀型的病人一般有肌肤甲错、健忘、舌络瘀青、血管青筋暴露等特点。这些病人平时可以用一些活血化瘀的食物或者药，比如以红花泡水洗脚，或者服用桂枝茯苓丸等中成药，只要血瘀好了，痛经就可以减轻或者治愈。

 ### 什么是肝气郁结型

其实绝大多数的痛经都是肝气郁结造成的，这种痛经才是真的痛，痛起

来整个人都不舒服，全身冒汗。很多人吃避孕药来缓解，但终究不是治本之道。肝气郁结的病人一般平时脾气大，或者易生闷气，太冲穴压痛严重。

对于这种病人只有不断通过调节肝脏来治疗，平时可以有意识地拍打肝经，或者吃一些补肝血的食物，比如大麦苗、麦芽，比如按摩太冲穴、期门穴，也可以吃当归芍药散，这是一个非常养人的中药方。

【当归芍药散】

当归 9 克　　芍药 18 克　　茯苓 12 克

白术 12 克　　泽泻 12 克　　川芎 9 克

加适量水煮，日三服。

什么是阴虚肝郁型

这类痛经患者也是常见的，主要表现是五心烦热，手掌心、足掌心发热，还有肾虚的表现，对这种病人一般会用傅青主的两地汤，一个非常平和又补肾的方。

【两地汤】

大生地（酒炒）30 克　　玄参 30 克　　白芍药（酒炒）15 克

麦冬 15 克　　　　　　　地骨皮 9 克　　阿胶 9 克

加适量水煮，日三服。

总之，痛经是一个非常常见的疾病，对于大多数妇女同志来说，能够治愈当然非常不错，如果不能自己注意，通过调养进行减轻也是非常值得的！

10. 得了脂肪肝怎么办？去找古方逍遥散

现代疾病，以三高最为常见，在这三高之中，中医所谓的"肝脏"扮演着非常重要的作用。正因为现在有很多人患有脂肪肝，并且正越来越多，所以大家也一直在找方法防治脂肪肝，不过在中医几千年的发展历史上，有不少治疗这类疾病的方法，不过在中医里此病不叫脂肪肝。

 脂肪肝原理何在

其实脂肪肝在中医理论中并不叫脂肪肝，只是肝脏的一个小症状。在中医的理论中，脂肪肝者一般会有左关脉涩、弱，有的甚至摸不到脉。这种情况一般是因为肝血不足，肝郁，从而出现肝脾、肺肝之间的矛盾。

 怎么治疗脂肪肝

按照现代医学的解释，则是因为肝胆代谢脂肪的能力下降，很多脂肪细胞在肝脏堆积。然而，对于中医来说，脂肪肝大多数属于肝气郁结，还表现在左关脉涩，肝血虚，其中以肝血虚占大多数。

所以在这种时候，治疗可以着重考虑滋补肝血，并在此基础上加一些疏肝的药，符合这种治疗原则的方剂有很多，比如逍遥散、四物汤、牛膝苁蓉汤等。

本文着重介绍逍遥散，因为这个方非常普遍，大家都可以在市场上买到，也没有多大的害处，属于六味地黄丸式的全民普及中药。

 逍遥散简介

逍遥散一开始并不是很有名，只是《太平惠民和剂局方》众多方中的一个，后来经过不少医家的运用、解析，变得名气大起来，越来越多的人对他产生了好感，运用也越来越多。

此方主要治疗的病证是肝郁血虚脾弱证。症状表现是"两胁作痛，头痛目眩，口燥咽干，神疲食少，或往来寒热，或月经不调，乳房胀痛，脉弦而虚（确切说，应该是左肝脉涩，无力）"。

【逍遥散】

甘草 4.5 克　当归 9 克　茯苓 9 克　芍药 9 克
白术 9 克　柴胡 9 克　生姜少许　薄荷少许

以上诸药可打粉，每日服用 6～9 克。也可以水煎，分温三服。现在有逍遥丸，可以直接白开水调服。

逍遥散虽然是非常常见、副作用小的方，但是对于很多人来说也不适宜长期服用，只要服用 5 天以上没有明显效果，就要停药，在医师指导下进行调治，避免贻误治疗时机。

11. 吞酸嘈杂，胃酸过多，中医一个方帮你解决

现实生活中，很多人会出现胃液倒流，口中反酸的情形，很多人是食管炎，或者胃酸过多，有的形成之后非常顽固，怎么治疗都治不好，到底是怎么回事呢？

中医认为，脾开窍于口，所以嘴里出了问题大多是脾不好，但是脾出了问题跟肝心肺肾都有关系。

 酸味属于什么五行

中医将五味与五行相互对应起来，《尚书》说"木曰曲直，曲直作酸"，酸味属于肝木，所以这种情况下，是肝与脾之间出现了问题。

 为什么会呕逆

一般来说，脾不好主要表现是下利，也就是大便不成形，而呕吐是胃出现了问题，我们知道吐酸是往上的，不是向下的。所以吐酸不仅仅是脾的问题，还有胃的问题。

肝与脾之间的不和，主要表现在土木相战，也就是肝气逆犯脾土。这个时候是土木之间有矛盾，所以治疗上一般会用补火的方式，因为补一点火，就会出现木来生火，然后火就会生土，这个时候就把核心的矛盾解决了。

呕吐则是因为有火，肝火犯胃，这个时候就需要泻胃火，然后解除肝胃

之间的不和。所以治疗吐酸，或者说嘴中有酸味，必须寒热两用！

左金丸是什么

方书记载"有吞酸嘈杂等证，亦有吐酸者名酢心，宜黄连、吴茱萸降火开郁"，左金丸命名的本意是通过帮助金对肝木进行克制，达到人体五行的平衡。其中，黄连与吴茱萸的比例是六比一。

后世对左金丸进行改造，有了所谓的戊己丸（现在叫复方黄连素）。在五行中，戊、己分别代表胃土和脾土，左金丸加木香可以理气，加白芍可以柔肝，对脾胃具有很好的疗效。

左金丸中，吴茱萸是辛温之药，具有大辛大热之性，对于很多寒客于肝经的人有非常好的疗效。黄连是苦寒之药，可以燥湿，可以清热，也可以厚肠胃，所以左金丸结合起来就是一个肝胆不和、肝胃不和同时调理的良方。

饮食注意

很多人嘈杂吞酸都是因为饮食不当，或者冷热繁杂，或者食后躺卧，姿势不正确。总之，不要做一些反常的动作，良好的饮食、生活习惯才是养生的最高境界！

12. 内分泌紊乱还长痘，根源是肝郁，中医防治有妙方

月经不调无外乎三种，一种是提前，一种是推后，还有一种是前后不定，提前是因为血热，需要清热补血，推后是因为寒气重，温经散寒便可治疗。但是先后无定期又是怎么回事呢？

其实先后无定期就跟现在所说的内分泌紊乱大体一致，内分泌失调主要表现在性激素的分泌不正常上，而性激素不正常对于妇女来说最直接的影响便是月经失调。所以治疗妇女的月经失调，或者说内分泌失调首重的就是调

月经。

为什么会内分泌紊乱

对于绝大多数人来说，月经紊乱主要原因就是来自工作生活上的压力，压力一大，内分泌就会失常。但是按照中医来讲，内分泌失常其实就是情志内伤、情志不遂导致了肝气郁结，然后出现诸多不适症状。

为什么会月经或前或后

中医认为，月经其实就是血，其实就是天癸，所以既跟肾有关，又跟肝有关。肝主藏血，又主疏泄，所以肝对血的管理是一个仓库的作用，肾主生天癸，也主藏天癸，所以肾的收藏也跟月经密切相关。

如果肝脏的疏泄功能不能正常，就会出现月经不正常，或者提前或者推后，月经出现这样的主要原因就是肝郁。肝郁自然引导肾也不能正常开合，所以治疗肝肾问题的关键点就在调理肝上，肝郁调节好了，自然肾也好了，月经就好了。

傅青主用什么方治疗

傅青主为此症状立了一个专方，叫作定经汤，顾名思义，就是让月经按照一定的规律而来。整个方总共才八味药，药简力专。

【定经汤】

> 菟丝子 30 克　白芍 30 克　　当归 30 克　熟地黄 15 克
> 山药 15 克　　白茯苓 10 克　荆芥 5 克　　柴胡 3 克

以上八味药，以适量水煎，分温日三服。

其中菟丝子可以补肾精，当归、熟地黄、白芍为四物汤底，补肝血、肝阴，山药、茯苓健脾胃，用少量的柴胡、荆芥疏肝，四两拨千斤，对月经前后不定具有非常好的治疗效果。此方与现行的诸方完全不一样，只用了少量的柴胡，量非常小，但是能达到四两拨千斤的效果，能够疏肝又不会劫肝阴。

只要内分泌失调治疗好了，脸上长青春痘、情绪不宁、失眠等毛病也可以随时消失！

注意事项

对于月经或前或后，如果无效，就必须考虑其他因素的影响。如果是内伤，比如有积食、胃口不佳，宜加神曲 10 克（炒），有因肉食积滞者再加山楂肉 10 克（炒），如果有风寒感冒，则要加苏叶 10 克，如此方能万无一失。

13. 早上刷牙想吐，这是病吗？中医如何处理

很多人都有早上刷牙想吐的经历，大家可能觉得很奇怪，但是刷完牙就不会了，这是怎么回事？

很多人认为，其实这是口腔有异物，是慢性咽炎，是这样吗

首先，我们要排除一些因为刷牙姿势不对，或者牙刷深入口腔造成的口腔反应，这种事情不能算病，只要大家注意点，就可以很好地改善。

现在来说说排除这些因素后的刷牙想吐是怎么回事。

这是因为有些人肝胆受邪，所以早晨刷牙想吐，这类人平时也有饮食不香的情况，特别不喜欢油腻。

中医将"会想吐"这种现象叫"颇欲吐"，其实就是要吐不吐，很难受，是邪在少阳的一种表征，也就是说疾病出在肝胆上。

这种喜呕中医如何应对

对于这种喜呕的情况，我们还是要分几种情况，比较轻微的，就可以服用小柴胡颗粒，按照说明书服用，一般两包就见效。

对原本就有胆囊炎、胆结石或者十二指肠溃疡的病人，就要根据情况服用小柴胡汤、大柴胡汤或者四逆散加海金沙、牛膝。

对胃炎引起的少阳胆火上逆，可以服用半夏泻心汤治疗。

注意事项

对于有胃炎的病人，吃药期间不可吃猪肉及猪类食品。

还有一种情况是因为气候的变化对人体造成的影响

2017年3月，我发现自己每天早晨起来刷牙都会出现想吐的现象，因为自己是医生，所以买了一包药就解决了。回到北京上班，突然发现身边的人不少也是这样，于是我就从五运六气的角度分析了一下。

我先通过网络，在微信公众号上做了一个调查，调查结果如下：

有三分之一多的人都有这种不适，其中有百分之四的人是长久想吐，这些人其实是肝胆有问题，并不是最近出现的现象。

为什么会如此

这要从中医的基础理论说起，中医认为人的疾病是与气候密切相关的，而气候的变化又是按照五行的规律，比如去年是五行水太过，所以水就会克火，也就对应人体的心脏不适，所以去年最多的是心脏病。

而今年是丁年，主要是木不及，木不及就会造成金克木，所以今年的主要疾病和问题就在于金克木导致的肝胆疾病，在今年的整个一年中，又以大寒以来的两个月最为严重，这也就是为什么最近会出现这种现象的根本原因了。

如何预防

以大多数人的理解来说，金克木，那么就可以泄金补木；然而，五行之间的关系是动态的，其实金木之间只差一个水，如果人体水足够了，水就会泻金，会生木，所以今年的关键在于补肾。如果已经得病，比如早晨起来想吐，就可以用小柴胡颗粒治疗。

如果没有，建议服用牛膝苁蓉汤：肉苁蓉（酒浸）、牛膝（酒浸）、木瓜干、白芍药、熟地黄、当归、甘草（炙）、鹿角胶各等分。

 【牛膝苁蓉汤】

　　　　　肉苁蓉（酒浸）　牛膝（酒浸）　木瓜干　白芍药

　　　　　熟地黄　当归　甘草（炙）　　鹿角胶（各 10 克）

　　加水 800 毫升，煮成 600 毫升，分温日三服，春分之前都可以服用，一方面预防，一方面还可以补肝肾，男的可以增强性功能，女的可以美容养颜。

如果不预防会有什么严重后果

　　肝胆疾病是今年常见的疾病，但是另外一方面很多传染疾病都是肝胆病，所以如果不提早预防，今年有可能感染肝胆疾病，比如猛暴型肝炎之类的，到时候就很难处理了，所以大家最好提前预防！

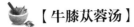 ## 14. 倒春寒如期而至，要提防未来因天气反常而出现传染病疫情

　　2017 年 3 月份，不少地方开始出现禽流感，很多卫生部门就开始部署防治疫情工作，中医如何看待此事情呢？

　　首先说，此次出现了罕见的倒春寒，北京地区出现了下雪的天气，南方也出现了下雪的天气，这个气候是非常反常的，而反常的气候一般都会带来疫情，但是具体疫情如何呢？不妨运用中医五运六气预测一下，兼预防。

　　2017 年的第一个运，就是少角，木不及，所以会有倒春寒，但是倒春寒之后就会出现所谓的子复母仇，火热之气马上大盛，也就是在十三四天之后。另外，六气方面，二之气是少阴君火，客气是少阳相火，三重火一起，会出现火刑金的现象，这种情况很有可能出现《黄帝内经》所谓的"阳气乃布，厉大至，民病暴死"。

　　2017 年的气候是金克木太过，所以一般都是肝胆疾病，特别是这段时间

学中医　用中医

出现肝胆疾病的人会有很多，如果不注意，那就会变成夏天的消化系统疾病，外加有火热之气，传染病将大行其道。

所以必须提早预防，预防的措施就是现在先补足肝肾之阴，到了大热的时候就很难感染温病了，这种温病估计是肝胆性的传染病，大家多注意。

 ## 如何防治

针对 2017 年这种运气条件，古人专门发明了一个方，预防各种疾病，这个方组成是：肉苁蓉（酒浸）、牛膝（酒浸）、木瓜干、白芍药、熟地黄、当归、甘草（炙）、鹿角胶各 10 克，加水 900 毫升，煮成 600 毫升，每日分 3 次服用，每次 200 毫升。

本方为补肝肾之方，只要中焦无碍，也就是胃口没问题，肝肾虚弱的都可以服用。以上诸药，水煎，分温三服。

这个方主要是补肝肾之阴，以强身健体，只要有少腹疼痛或者拘急的都可以服用。

这样提前预防，肝胆疾病就很难犯了，特别是现在春温之气不足，很容易留下消化不良的后遗症，过一段时日天气变热，肝胆疾病、肺部感染性疾病就要开始流行了，大家可提前保养。

第七章

肾为作强之官，膀胱为州都之官

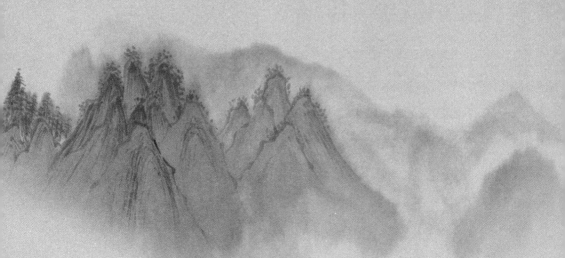

1. 为什么湿气重，吃了红豆薏米也不管事，中医除湿的关键是什么

现代生活节奏快，城市中的白领越来越注重自己的健康，很多人不由自主地开始关注中医养生。

时下关注最广泛的就是如何除去身体的湿邪，如何才能还我们一个轻松愉快的心情和身体。不少中医一直建议我们要在日常生活中养生，治疗疾病需要三分治，七分养。所以对于身体湿气重，最重要的就是食疗。也有很多朋友对这些信之不疑，但是却一直吃食疗方，身体湿气一直重，这到底是为何？

 首先，我们必须明白湿气是怎么回事

按照中医的观念，湿邪主要分布在三个部位：一是上焦，主要是伤肺，伤心；一是中焦，主要是伤脾胃，使人胃口不佳；再一个就是下焦，伤肝肾，所以对于以上几个部分，我们都要考虑到。

有的人湿气在上焦，有的人湿邪在中焦，有的人湿邪在下焦，不同的情况需要不同的应对方式。

湿邪在上焦，我们一般会采取出汗的方式去除，所以很多人通过健身锻炼可以去除身体的一部分湿邪。

湿邪在中焦，脾胃很关键，很多人吃食疗方就是从脾胃来的，比如吃红豆、薏米之类的，通过利湿等方法去除中焦的湿邪。

湿邪在下焦，则肝肾最为关键，这个是很多人不会注意的，也是很多祛湿不成功的根本原因。因为，肾是水之本，水是湿气的来源，如果肾虚，那么湿气就没办法正常代谢，只能留在体内危害健康。

为什么肾虚

现代的生活习惯，特别是熬夜是造成肾虚的第一要素，熬夜对人体的伤害主要就是表现在损耗肾精上面，所以养生的首要法宝就是不要熬夜，要根除体内的湿气，也要从补肾入手。

另外，湿邪并不是一个人在战斗，经常伙同其余坏分子搞破坏。有风湿，有寒湿，有湿热，不同的情况需要不同的应对方法。

比如对付风湿，则需要祛风的药和除湿的药一起吃，这样才有效。有时也需要补肾，因为风湿一般也包括肾虚这个内在因素。比如将可以食用的苏叶与薏米一起吃，或者是胡椒之类的辛辣食品。

比如对付寒湿，则需要通过温补、祛湿的方法，在食疗的时候选择一些温性的药材，这样才能达到好的疗效。如生姜之类的温性的药，或者羊肉这种温补的食材，结合祛湿的薏米、山药使用效果会更好。

如果是湿热，则要考虑到主要作用部位是脾胃，所以对付湿热可以通过燥湿的方法，用苦药，可以用黄连之类的，食疗中可以选择一些苦菜，比如苦瓜、荠菜之类，马齿苋等。

总之，**祛湿要以补肾为第一义，补肾又以不熬夜为第一位**，然后才是根据湿气的特性选择性食疗，而不是一味地吃红豆薏米粥。

2. 肾结石为何除不胜除，关键是肾阳虚

现代社会肾结石越来越高发，很多肾虚的人差不多都有肾结石病史，而其中绝大多数都是反复发作，经过吃药打结石，激光打结石，最后还是小石头到处都是。究竟为何？

按照西医来说，肾结石就是人体的酸碱环境不对了，很多有机酸沉淀，最后结晶成为石头，又因为石头排不出去所以越来越多，越来越大。根据这种情况，很多人劝病人多喝水，这种方法行不行？

中医如何看待肾结石

肾结石经常出现小便淋沥，在中医来看其实是淋病，很多人把这种病看成了淋病中的石淋，因为经常小便拉出石头。

教科书认为这种病是湿热蕴结下焦所致，所以治疗上大量使用寒凉利湿祛湿的药，但是这种方法往往不是很有效。很多人在第一次打掉石头之后，后面的治疗就变得异常艰难。

为何肾结石不能看成是湿热

患肾结石绝大多数的人存在腰酸、夜尿多、嘴巴容易上火，左右尺脉沉细的特点。

从表面看，很像湿热蕴结下焦，而其实是肾阳虚，因为肾脉是沉细的，有时还有可能是沉伏。也有部分患者是浮脉，这种脉一般是膀胱结石，有一定的差别。

是什么导致的肾阳虚

在生活中，很多动作会伤肾阳，第一种就是性行为，适当的性行为是可以的，但是过度了则泻人之精，特别是肾阳会受到很大的损伤。

第二种就是寒湿之气太重，可以伤肾阳，有的寒湿之气是在阴冷的环境下得来，有的是因为吃了一些伤肾的药物。很多药物都是伤肾阳的，尤其是西药中绝大多数抗生素都是伤肾阳的，这些是导致肾阳虚的一个主要因素。

第三种则是食物，比如含有石膏的豆制品，这些都是阴寒性的食物，对人体的肾阳伤害很大！

可不可以吃玉米须

玉米须是一个非常好的利湿的药物，对于肾结石、膀胱结石、水肿、湿气重的病人非常有利，也非常常见，绿色无公害。但是肾结石很多情况下不仅仅是湿气，更多的是肾阳虚，所以在除湿的同时一定要把肾阳补起来，这

学中医　用中医

样才能治病治本。

中医有没有什么好办法

在中医的古代经典中，很多书籍记载了非常多的经典方剂，其中《张氏医通》的加味冬葵子散是一个效果非常好的方。

【加味冬葵子散】

冬葵子 90 克　茯苓　　滑石各 30 克
芒硝 15 克　　生甘草　肉桂各 7.5 克

诸药混合研成细末，开水冲，候温灌服，1 剂可服用 3 天。轻症连用 5 剂，重症则连用 7 剂。

在这个方中，关键就在于用了肉桂，可以在引火归元的过程中辅助肾阳。

另外一个非常有名的经方也是治疗肾结石的很好的药，屡用屡效，那就是著名的五苓散。

【五苓散】

猪苓 10 克（去皮）　泽泻 15 克　白术 10 克
茯苓 10 克　桂枝（去皮）7 克

诸药混合研成细末，以白开水合服 3 克，日三服。多饮暖水，汗出愈。重症需连续服用 10 天以上，如有阳虚则需在此基础上加肉桂等温阳之药。

"上火"可以吃含有热性药的方子么

患肾结石的人，有一部分很容易上火，但是也可以服用含有桂枝或者肉桂的方，特别是上面两个经典方，因为这两个方的搭配不仅有泻火的作用，还可以治疗肾结石。

肾结石患者多喝水，有没有道理

水在中医来说是湿，过饮易成为寒湿之邪，喝得越多越容易伤到肾阳，令人肾虚，所以多喝水是一种饮鸩止渴的方式，并不建议大家多喝水！

 ## 3. 滋肾阴用地黄，六味地黄丸怎样用才能使男人更强壮

现在肾虚之人非常多，想通过吃中药补肾的人也不少，但是很少有人能够从六味地黄丸中得到应有的疗效，这是为何？六味地黄丸非常流行，但是并不是所有肾虚的人都适合服用，其中的奥妙，自有一番说法。

 ### 六味地黄丸由什么组成

六味地黄丸是由熟地黄、山药、山茱萸、茯苓、泽泻、牡丹皮六味药组成，在中医里面堪称典范，是最为标准的方剂。药量不多，效果却很好。六味地黄丸是从张仲景的金匮肾气丸化裁出来，最早由钱乙化裁用来治疗小儿疾病，后来广泛运用于治疗因为肾阴虚导致的各种疾病。

 ### 六味地黄丸主要治疗什么症状的疾病

六味地黄丸是滋阴的，是滋肾阴的要药，所以服用六味地黄丸的前提就是有肾阴虚，肾阴虚有很多表现，比如出现手足心热，出现了腰膝酸软，出现了头晕耳鸣，有这些症状的都可以考虑服用六味地黄丸。

肾阳虚与肾阴虚有什么区别

肾阴虚、肾阳虚都是肾虚，但是表现却不一样。肾阴虚一般伴随着有热象，有时伴随着胃热，所以吃得比较多，这种情况下可以服用六味地黄丸，如果有明显的四肢冷，胃口不佳，服用六味地黄丸就容易出现副作用了。

肾阳虚，最主要的表现就是性冷淡，四肢不温、精神不佳，舌质白，这种情况下就不适合服用六味地黄丸了，倒是可以考虑肾气丸。

学中医 用中医

现代人服用六味地黄丸效果不明显，主要是因为什么

现代人普遍存在阳虚的现象，而且大多数人中焦湿气比较甚，所以服用滋腻的六味地黄丸之后很难吸收，达不到治疗肾阴虚的效果。

六味地黄丸本来也有祛湿的效果，但是他的作用部位主要是下焦，而不是中上焦。现代人因为空气污染等原因造成了寒湿之气停留在上焦或者中焦，如果过多服用六味地黄丸，则会出现很多不适的症状。

 有何办法辅助六味地黄丸进行补肾

服用六味地黄丸最怕的就是体内寒气重，特别是中焦寒湿之气，所以先要把体内寒湿之气清除完，服用效果才会好。

对中焦寒湿一般可以通过温中焦的方式加以去除，可以艾灸中脘穴，或者服用温胆汤之类的除湿方剂，去除之后再服用六味地黄丸，效果就会比较好。

 4. 肾阴虚，莫小觑，小心囊肿缠上你

大家都知道，六味地黄丸三补三泻，是非常好的滋补肾阴的中药，后来很多人对六味地黄丸进行化裁变化，有了济生肾气丸、杞菊地黄丸、知柏地黄丸等。变化非常多，各有各的用途，但是很多情况下往往会病重药轻，达不到治疗效果，这是为什么？因为很多人有瘀血！

 瘀血重与肾阴虚如何区别

瘀血重往往与肾阴虚很像，两者都有健忘、口舌干燥等特点。所以六味地黄丸很多时候不能发挥作用，大多是因为人体瘀血重。因为瘀血重情况下表现出来肾阴虚的特点，四肢手足心发热，口干舌燥等，与肾阴虚是几乎一样的，针对这种病人我们需要考虑先活血化瘀，然后才是补肾阴。

在六味地黄丸系列中，基本上的药都是平补平泻，没有大补大泻的药，所以遇见一些顽固的疾病就不能发挥作用了。六味地黄丸之中只有一味药牡丹皮是专门活血化瘀的，其余都没有活血化瘀的效果，所以对很多有瘀血的病人，很难发挥效果。

 ### 肾阴虚要着重活血，然后再补肾

现在很多医生给男性患者补肾，开方便是大队的补肾药物，巴戟天、菟丝子、肉苁蓉、枸杞、鹿茸等等，这些药吃下去很快就有效果，但是并不解决实际问题，一停药又开始变得不行了。

真正的补肾必须是补泻兼施，六味地黄丸是从肾气丸化裁而来，肾气丸使用的是干地黄，干地黄具有活血化瘀的作用，后世把六味地黄丸中的地黄变成了熟地黄，经过九蒸九晒，地黄的活血化瘀功效基本丧失了，只剩下补的效果，在这种情况下，六味地黄丸的活血化瘀作用就非常弱了，所以服用六味地黄丸无效的情况下，要先考虑活血化瘀补肾。

 ### 严重的肾阴虚可能是肾囊肿，需重视

在中医的观念中，阴虚是比较难治疗的，而肾阴虚又是最难治疗的，为什么？

因为肾为先天之本，是人生命之根，疾病到了肾脏，就是非常重的情况了。很多肾阴虚的病人经过治疗之后，出现反复发作的情形，在这种情况下，就要考虑肾囊肿了。

肾囊肿算是比较严重的肾病，这个时候光吃六味地黄丸就没什么效果了，需要及时治疗。

☯ 5. 肾虚会遗传么？怎么才能让孩子不遗传父母的疾病

在医学界，其实并没有一个叫肾虚的基因，但是我们往往在临床中会听

见这样的对话：

病人：医生，我是什么问题呀？

医生：您主要是肾虚，补一补肾就好了。

病人：主要要注意哪些方面呢？

医生：要注意饮食习惯，生活习惯，然后一大串……

病人：难怪，我爸妈也肾虚。

医生：对了，要多注意。

 为什么肾虚会遗传

中医认为，人是由父精母血合和而成，从人生论来说，则是由天地之气交合而成，所以一个人的疾病其实是与父母密切相关的，这是来自先天的因素。

还有来自后天的因素，来自后天的因素之中，又分七情与六淫，所谓的七情就是父母在处理人情世故时，在对待子女时的态度方式，这些因素会造成子女的七情的养成。

所谓的六淫，则是跟住所有关，"阴阳风雨晦明。阴淫寒疾，阳淫热疾，风淫末疾，雨淫腹疾，晦淫惑疾，明淫心疾"，阴阳风雨晦明都能导致疾病，比如有的人家里非常喜欢光，这样就会出现明淫，心脏病自然就是多发之病，其实这就是一种家族习惯的遗传。

跟饮食习惯有关，比如有的人家里一贯的饮食都是比较咸，则对人的肾会有比较大的伤害。

最关键的是，在一个家庭之中，几个因素往往是一致的，是重叠的，所以一般一个家族的人都会出现疾病遗传，特别是某一个脏腑的虚实。

 如何预防疾病的遗传

中国一直讲求一个中庸之道，用一个普遍的解释吧，那就是周易里面讲的中正，什么是中呢？比如一个卦总共有三个爻，中间那个就叫中；一个卦有三个爻，爻又分阴阳，第一个爻如果是阳爻，那就叫正，如果第一个爻是阴爻，那就叫不正。

中就是不要有太多的喜好，比如有的人自己喜欢吃辣，而孩子也跟着吃辣，这样就会将自己不好的习惯遗传给子女，所以要做到"中"，就必须将自己的喜好调节好，最好调节到中，调到一个适度。

对于光的喜好也一样，很多人喜欢光亮的地方，这对于子女的影响也是很大的，这种情况下就会将一些疾病遗传（通过生活方式）给下一代。

把握一个适度，坏习惯尽量改，不暴露给孩子，才能将伤害减到最小！

 ## 6. 为何越来越多的女性有胡子，中医如何防治

随着现代饮食习惯的改变，越来越多含有激素的食品大行其道，加之生活节奏加快，压力增加，人们越来越偏离了原来自然的生活习惯，很多稀奇古怪的疾病层出不穷，比如现代有胡子的女性越来越多，这是怎么回事呢？

按照西医来说，胡须的生长依赖雄性激素。在人体中，两侧肾脏的上方各存在一个内分泌腺——肾上腺，它分泌着包括雄性激素在内的多种激素。在青春期前的 1 ～ 2 年，肾上腺的功能增强使肾上腺雄性激素的分泌量增加。在进入青春期后，男性的睾丸在雄性激素的作用下迅速增大，并大量分泌雄性激素。

 ### 女性会分泌雄激素么

不过，无论男女，肾上腺都能分泌雄性激素。肾上腺是一种实质性器官，位于肾的上方，左右各一，可分为皮质和髓质两部分。肾上腺皮质雄性激素是女性体内雄性激素的主要来源，具有增加食欲、促进生长、配合雌性激素刺激腋毛和阴毛生长的作用。

卵巢亦具备雄性激素的分泌功能。同睾丸一样，卵巢也既是生殖腺又属

于内分泌腺。在近卵巢门的结缔组织中存在一种结构和功能类似于睾丸间质细胞的细胞——门细胞，它是一种卵泡内膜细胞，可分泌雄性激素。

女性身体内的雄性激素增加自然就导致了女性拥有男性的特质，出现长胡子的现象。

 中医怎么看

据不完全统计，在现实生活中，几乎所有长胡子的女性都有肾虚、月经不调，所以对于中医来说，女性长胡子的根本原因其实就是肾虚，月经不调。

 中医如何防治此病

对于中医来说，肾虚必须补肾，但是归根到底问题还是出在月经不调上，所以对此千万不能小看，需要坚持调养才能使内分泌正常，防止胡须生长。

对于肾阳虚，平时出现四肢冰冷者，主要以五子衍宗丸作为备用药，这类女性的主要表现是大便偏溏，舌质白，湿气重，子宫发育迟缓。

对于肾阴虚，平时燥热，胃口大，性格开朗，性欲旺盛，手脚温和者，可以六味地黄丸为主，经常服用。

对于肝肾阴虚，兼有血虚者，主要表现为经常头晕眼花、月经量少，可以用四物汤作为常服方剂。

至于有其他明显不适的病人，则要通过望闻问切诊治之后，服药治疗。

 7. 为什么绝大多数的糖尿病病人都肾虚？如何才能有效预防

现代最普遍的疾病之一就是糖尿病，一方面因为我们的生活质量提升了，多吃膏粱厚味，对人体产生了严重的损伤。一方面则是因为我们的生活习惯不健康，长期损伤我们的身体。

糖尿病是什么病

中医古籍记载，糖尿病又叫消渴，大多数都是富贵人家所得，富贵人家之所以患有糖尿病就是因为食用了很多膏粱厚味。膏粱厚味都偏温补，吃进人体之后就容易产生湿热，湿热不除就会形成痰饮。

对于膏粱厚味很多人的脾胃是不足以消化的，不能加以吸收利用，反而在中焦形成湿气。这个时候往往会形成湿热，湿热一形成，就会造成脾胃不适，再严重一点就是消谷善饥，也就是所谓的消渴病。

所以消渴病是因为有内热，脾胃不能很好转化水谷精微造成的，是脾胃之病。

 ### 脾胃之病为什么伤肾

在中医理论中，五行对应着人体的五脏，土对应的是湿热，是脾。而土是克水的，也就是说湿热是最伤肾的。身体之中有湿热，一般情况下都会伤肾。不管是在上焦的湿热，造成气喘等疾病，还是中焦湿热蕴结造成心下痞满，或者下焦湿热造成了小便淋沥，都或多或少地伤及肾水。

另外一方面，中医一直讲究一个五脏相传，很多疾病在发展的过程中都会按照五行相克的关系传递。譬如，肝病最先传变的就是变成脾胃病，脾胃病再变成肾病，肾病再变就是心脏病，心脏病再变就成了肺病。这种传变过程都是根据五行相克的规律来。

在糖尿病患者中，大多数都是大量食用肥甘厚味，这些大鱼大肉很多时候会刺激人体的欲念，让人不由自主地消耗肾精，这也是肾虚的一个要素。

 ### 糖尿病病人为什么要补气

现在治疗糖尿病的方法中，很多有效的诊疗都会用大量的黄芪补气，再加一些清热止渴的药，只要搭配得当往往效果非常好。为什么？

因为糖尿病说白了就是人体的运化作用不能发挥了，吃进去的水谷精微不能为人体所吸收。这种情况在中医的体系内就是"生长化收藏"中的"化"的功能失常。好比一个橘子，开花，结果，青涩果实转化为成熟果实，然后才是收货，收藏起来，如果青涩的橘子转化不了，就会变成一个酸的橘子，不能成为一个正常的果实。

人体也一样，吃进去的东西不能很好转化成人体必需的东西，就会出现各种问题，糖尿病就是这个环节出了问题，所以其根本原因就是脾胃的运化功能不好。

治疗时多用补气之药，补气的药其实就是补脾胃之药，比如人参、黄芪、白术之类的。因为补气之后，脾胃的运化作用就可以很好的发挥，人体气机也能正常运转。

如何预防糖尿病

平时吃的饮食要尽量清淡，不要一味追求大鱼大肉，多吃一些粗食，可以协助脾胃进行运化。

另外，脾胃主四肢，四肢的正常运动很多时候反过来对人体脾胃有辅助作用，所以很多时候吃完饭最好出去散散步，这样就可以培养很好的脾胃了。

所以对糖尿病及肾虚的最好预防措施就是，少吃肥甘厚味，多运动！

8. 古代皇帝专用，让男子更强、女子更美的中药，你知道是什么吗

随着国家计划生育政策的转变，很多人开始考虑要二胎，但是身体有时不答应，怎么办？很多人会选择中医，不管你信不信，中医疗效是很好的。

肾虚分两种，肾阴虚与肾阳虚，用于治疗严重肾阳虚的方子，往往含有大热的附子，但附子是有毒性的，很多中医大夫都不敢用，如果是用于普通人养生估计可操作性就更低了。不过大家先别急，自有其他办法。

在中医流派之中，有一个派别是别具一格的，那就是道医。早在汉代就有所谓的神仙术，其实神仙术通俗地说就是养生驻颜术，通过服食一些有效的药，或者通过辟谷达到延长寿命，增强体质的效果。这种养生术被道家、道教加以开发利用，成就了中华道医。

在养生上，特别是男性养生，很多皇帝服用的都是一些金丹，这些药物的效果猛烈，分寸把握不好就容易丢了性命，但是也存在一些非常朴实无华的丹药，比如被后世专门用来治疗男性、女性不孕不育的五子衍宗丸。

据《悬解录》记载，张果献于唐玄宗的圣方"五子守仙丸"因为药方的组成是由五味植物的果实组成的，所以叫五子，另外，五子也谐音"无子"。早在唐代，五子衍宗丸就成为宫廷贵族养生保健的秘方，为历代医家所推崇。它对男性不育症有较好的疗效，被誉为"古今种子第一方"，还被誉为"补阳方药之祖"，有"五子壮阳、六味滋阴"之说。

五子的组成都是非常常见的植物果实，性味都比较平和，所以非常适合养生食用。而且其中的配伍也有补有泄，中正平和。其中，枸杞子就是我们经常食用的，可以补肝肾，是非常好的食材，可以清肝明目。

覆盆子，也是常见的食材，在农村经常可以看见，覆盆子主要的作用就是可以收涩，能够治疗夜尿频，所以吃了覆盆子就可以把尿盆翻过来，表示效果非常好。

车前子，是一个非常好的治疗腹泻、小便淋沥、尿路有炎症或湿热的方子，在中药中也是非常平和之品。我小时候，因为夏天吃东西不慎，导致尿道发炎，就会到路旁拔一些车前草泡水喝，马上见效。

菟丝子，是一个非常好的治疗生殖系统疾病的药物，按照中医的观念来说是平补肾阳的药，既可以对女性的子宫产生很好的滋养作用，也可以用于美容，所以古代的美容方之中就会放大量的菟丝子。在临床中，很多子宫萎缩的人就会用到大量的菟丝子，疗效显著。

还有一味药，就是五味子，五味子是比较复杂的一味药，因为五味子五味俱全，中医主要用来治疗肺部的咳嗽，还有就是滋肾水。

学中医　用中医

五子衍宗丸由这五味药组成，基本上对生殖系统的一些毛病都能达到治疗的效果，总体来说也是非常平和的。对于男人精子清稀，尿频尿多，女人子宫虚寒、子宫萎缩等毛病都可以达到良好的治疗作用。

 什么样的人不适合吃五子衍宗丸

因为五子衍宗丸是平和的，但是还是偏向于补肾阳，所以有明显肾阴虚情况的人就不宜服用了，服用之后会产生一些副作用。

 # 9. 白发是怎么回事，为什么会有人一夜白头

中医是一个庞大的体系，每一个人身上的问题都可以归结为五脏六腑之问题，也可以无限扩大到宇宙的其他因素，以此来解释与人的健康相关的诸多现象，这种理论一直指导着中医治疗疾病的各种实践。

 头发与什么有关

按照中医的理论，头发的产生与很多东西有关，比如**"发为血之余"**，意思是头发其实就是人类的血的另外一种形式，这跟现代科学解释头发为人体分泌的蛋白质是一脉相承的，头发的确是人类不可或缺的部分，扮演着非常重要的角色。

头发的生长其实与肝有关，因为中医认为肝主疏泄，如果没有肝的疏泄，头发就不会长，所以很多时候治疗脱发之类的问题都需要疏泄肝胆之气。

另外，头发还与肾有关，因为肾气的多少直接影响了头发的材质，影响头发的光彩，在大多数情况下，头发问题都会与肾相结合。

 中国人的头发为什么是黑色或者白色的

科学研究已证实，头发的颜色同头发组织中所含金属元素的量也有一定的关系。含有等量的铜、铁和黑色素的头发呈黑色；含镍量过多的头发变灰

白色；含钛量大的头发呈金黄色；含钼多的头发呈赤褐色；含铜和钴多的头发呈红棕色；含铜过多的头发呈绿色；含过多的铁或严重缺乏蛋白质的头发呈红色。可见，头发的颜色除与种族遗传因素有关外，还与人体素质及饮食营养有密切关系。

事实上，在中医看来，头发的颜色无非是五种颜色，这五种颜色分别与五脏有关，而我们常见的黑色和白色分别与肾和肺有关。

 ## 人为什么会一夜白头

大家都知道伍子胥过昭关的故事，由于害怕被抓，一夜之间黑发尽白，现实生活中也有很多人在一夜之间因为生意失败而导致白头。为什么，因为此时他们内心深处最主要的情绪就是恐惧，不知道如何面对眼前的境地。

由于恐伤肾，则肾精泻，然后不能滋养头发，头发尽白。肾在下，所以肾气肾精衰，首先就表现在头发，就好比中医将最下面的肛门叫魄门一样，肺主魄，肺魄出现问题了，最先表现在肛门。

 ## 如何治疗白发

在中医之中，治疗白发的圣药就是何首乌，何首乌是治疗白发的首选药，其名字就来源于能令人发黑，但最近很多人怀疑何首乌的药效，认为其有肝毒性，会损伤肝。其实，一般的何首乌都无毒，但是在不正确的炮制情况下，比如发霉之时，才会产生肝毒性。

退一步讲，不管是什么药，只要发霉了都有肝毒性，这不是何首乌的问题，而是生产厂商的问题。

其实只要补肾，就可以治疗白发，不一定要何首乌，有人用中医的黄连阿胶鸡子黄汤治疗白发，疗效非常好，不过阿胶必须得是真阿胶，不能是假的。

 【黄连阿胶鸡子黄汤】

鸡子黄 2 枚　黄连 12 克　黄芩 3 克　阿胶 9 克　白芍 3 克

学中医　用中医

先煮黄连、黄芩、白芍，加水 800 毫升，浓煎至 300 毫升，去渣后，加阿胶烊化，再加入鸡子黄，搅拌均匀。热滚，日 3 服。

 为什么阿胶可以治疗白发

其实阿胶是驴皮熬的胶，驴是属水的，能够补肾，所以很多人形容男性功能强，都说像驴，男性吃阿胶也可以增强这方面的能力。

 # 10. 男人为什么软弱，关键是肾阳虚

在中医的发展历史中，有一门学科叫房中术，专门研究男女两性健康的问题，包括男女之欢，女人怀孕等，但是一直以来都比较神秘，很少有书籍在市面上流通。

其中，在很多小说或者传奇书中，都可以看到房中术的影子，比如《金瓶梅》中很多关于性爱的描述，还有些医生的药丸其实就是房中术的一部分。到了现代，这门关于男欢女爱的学科与妇科、男科一起，成为一门显学。

阳痿早泄，现代叫阳痿，其中的阳其实跟器官有关，所以古代将阳痿叫阴萎，神农本草经中就有记载，有一些药是专门治疗阴萎的，比如我们经常服用的可以活血通络的葛根，《神农本草经》中说其"起阴气"，广东一带的人非常喜欢在食物中加葛根，聪明的读者都懂的！

中医将阳痿分成很多型，其实阳痿的关键就是阳虚，阳不硬则是阳虚，不能持久则是阴虚，所以男人软弱，从性格到身体，都是因为阳气不盛，只要阳气盛就可以表现出阳刚之气。

 如何扶阳

男人扶阳一定要以肾阳为根本，但是不能忽略其他五脏六腑的作用，特别是肝脏的功能，在扶阳的过程中一定要宁心，滋补肝阴，疏肝解郁，只有这样才能将阳虚真正解决。

所以在男性扶阳的过程中，一边补肾，一边滋肝阴解肝郁，如此才能真正治疗好阳痿早泄。

【扶阳补肾方】

> 肉苁蓉 30 克　　五味子 10 克　　菟丝子 10 克
> 远志 10 克　　　蛇床子 12 克　　柴胡 3 克

以上六味药加适量水煎汤，分温日三服，如有大便溏泄者加茯苓 20 克、白术 20 克。

本方适用于大多数男性阳刚之气不足、阳痿早泄，其中菟丝子补肝肾之精气，肉苁蓉长得就像人的生殖器，所以具有补肾阳的功效，与海藻同用可以让生殖器长大，伸长。五味子滋肾水，蛇床子可以去下焦之湿气，让气机通畅。远志宁心，可以克制妄动之相火。柴胡疏肝解郁，整个方通调五脏，效果非常好。

☯ 11. 夜尿多一定是肾虚么？还有可能是这个原因

对于大多数人来说，一说到夜尿多，都会想到是肾虚，然而这个观念是否正确呢？答案显然是不正确。

中医认为，小便的产生由很多因素制约，其中最为重要的就是肾脏与膀胱，所以小便出问题有可能是这两个脏腑之中的一个出了问题。如果是肾虚，那么肾虚必然导致肾主水的功能丧失，而膀胱中的水不按照常规流出，于是就有了小便频繁。如果说是膀胱主气化的功能出现了问题，那么就是另外一回事了。

肾是脏，属阴，所以一般情况下出问题都是肾虚；膀胱属腑，属阳，所以一般出问题都是膀胱有邪气，所以在治疗上一个是补，一个是泻。

📖 肾虚导致的夜尿如何防治

肾虚夜尿者主要病因是肾虚，所以主要补肾，根据肾虚的阴阳，可以分两类：如果肾阳虚，手足冰冷，精神不佳，夜尿频繁，则补肾阳，可以用金匮肾气丸或者平和的五子衍宗丸。

如果是肾阴虚，则会出现手足心热，精神亢奋，失眠等症状，还有夜尿频多，这个时候就可以吃六味地黄丸，如果还有相火旺则用知柏地黄丸，这种夜尿很容易就治好了。

 膀胱气化出问题导致的夜尿如何防治

膀胱气化出问题也分几种，一种是膀胱虚寒，这种情况一般会有遗尿的现象，小孩子特别常见。对于成年人来说，就是表寒，一般需要用发表的药，或者风药，比如用麻黄汤治疗，效果非常好，也可以用麻黄、附子、细辛等药治疗，一般这种情况还伴有阳痿。

一种是膀胱气化不利，出现了口渴，小便短少，频数，这种就是标准的五苓散证，只要服用五苓散就可以了。

不管如何，夜尿还是以肾虚为大多数，其次就是阳虚的情况，阳虚的情况多伴有明显的阳痿，可以用东方伟哥"麻黄附子细辛汤"治疗。

 【麻黄附子细辛汤】

麻黄 10 克　制附子 15 克　细辛 10 克

先煎附子半个小时，然后将细辛、麻黄放入，再煮 50 分钟，分温日三服，一般两天就能见效。

 ## 12. 为什么越来越多的人不孕不育，有何应对之策

我们经常说人心不古，世风日下，好像古代的东西就比现代好，这恰好是一种误判。只是随着社会发展，人越来越注重身边人的健康，越来越注重别人的问题而已。比如不孕不育就是其中之一。

在中国古代，也有很多不孕不育的人，只是现代表现得更为突出而已。

现代社会不孕不育的主要原因有很多，但是**绝大多数是因为肾气虚造成的。**

第一是熬夜，现代人不断熬夜，身体被掏空了，不管男女，都不能很好把自己的肾气保存好，所以很多人都很难怀孕。

第二是年纪差别，按照中医的理论，男的 16 岁开始可以生育，女的 14 岁开始可以生育，男的到了 24 岁就比较成熟了，到了 32 岁就是全盛时期，过了这个年纪，慢慢就变衰了。女性则在 21 岁开始成熟，28 岁达到最旺盛的阶段，而对于不孕不育的人来说，绝大多数的患者都是超过了最适合生育的年龄。过了这个年纪，肾气开始衰弱，生殖功能开始减弱。

第三是食品安全，现代的人什么都敢吃，其实很多东西对人体是有害的，但是大家都非常喜欢新鲜，特别是反季节的作物，这些食物的存在其实潜移默化地改变了人体的阴阳平衡。久而久之，我们不觉得有什么不妥，但是已经严重损伤了人体的机能。

第四就是西药的使用，尤其是抗生素，滥用抗生素对人体是非常有害的，特别是通过注射，对人体的肾、肝损伤很大。本来抗生素的使用是为了减少疾病，久而久之因为滥用，反而导致人体的承受能力变弱。

按照中医的理论，抗生素就是消炎药，就是清热的药，所以属于寒凉的性质，对于绝大多数不孕不育者来说，都是阳虚体质。刚开始是阳虚，如果没有很好治疗，就变成阴虚，变成阴实，这些都会非常严重地影响一个人的怀孕能力。

 如何保护好肾

对于大多数人来说，肾虚是一个常见的情况，所以保护好肾对于大多数人都是一个终身的问题。

第一就是要慎重用药，特别是西药，中药也有一些肾毒性药物，总体来说好一些；第二则是要调节好房事，性生活不能太过，太过则会导致肾精亏虚；第三则是要坚持早睡，多睡，睡觉就是最好的补肾方式。第四就是要均衡饮食，尽量少吃反季节食物，因为这些食物会改变人体的阴阳平衡。

13. 喝咖啡提神，中医认为耗肾精，肾虚者应慎重

随着西方生活方式的普及，很多人开始习惯喝咖啡，我也有一段时间迷恋喝咖啡，但是后来发现不对劲，所以立刻戒掉，以免不可自拔。

首先说，咖啡对于人体的疲劳具有非常好的调节作用，现代研究也表明喝咖啡有很多好处，饭后喝一杯咖啡有助于消化，可以预防胆结石，酒后喝咖啡可以解酒，可以缓解放射线伤害，咖啡因对一个人的机警和情绪会带来良好的影响，一天吸收 300 毫克为最佳。而且咖啡因具有很好的利尿效果，但是对骨量的保存会有不利的影响，长期且大量喝咖啡会诱发骨质疏松。

其实，咖啡按照中医来说就是一味扶阳祛湿之药，只要服用这种药，阳虚的症状（打瞌睡、犯困、一身很重）就会得到很好的缓解，而且那么多人服用咖啡，也没有在短期内出现任何严重损伤，所以可以说，咖啡其实是一味非常温和的温阳药。

但是，这味药还是有偏性的，咖啡不比米饭，不比面粉，其药性偏性大，作用效果快，而咖啡正是因为偏向于温性，还可以泻湿。

 ### 喝咖啡会导致肾精亏虚，湿热蕴积中焦

另外，温热之性的药，一般都会耗散阴精，久而久之就容易形成"精亏"，对于人来说，精亏就意味着肾精亏虚。现代研究表明，多喝咖啡会增加患心脏病的危险（耗散精血，导致心阴亏虚），进一步多喝将促使血管壁收缩，导致血压升高，咖啡因还会导致不孕不育，轻者会增加流产的风险，阻缓胎儿的发育（耗散肾精）。

另外，多喝咖啡会导致消化性溃疡（中焦湿热）、糜烂性食道炎（湿热）和胃食管反流病的发病率增加。

如何喝咖啡才健康

正是因为长久喝咖啡会导致胃肠积热，所以喝咖啡一定要注意清除中焦湿热，不然久而久之就会成为顽固疾病；另外，久服将导致肾精亏虚，所以服用咖啡之时一定要注重保护肾，不然肾气越来越虚，最后将导致整个人都虚了。

 中药如何解决喝咖啡的副作用

咖啡既然能够导致中焦湿热，就必须加上一些清热的东西，比如用点生甘草，可以略微泻火，或者加蜂蜜，因为蜂蜜几乎跟生甘草一个药性，也是凉性的，这样就可以发挥咖啡的扶阳功能，又可以滋阴，还非常好喝。

对于肾虚者，喝咖啡时，可以与山药汁一起服用，因为山药是非常滋腻的，可以补肾精，而咖啡则可以温阳，利湿，两者配合在一起口味也不错，是一对黄金搭档！

 # 14. 滋阴要方六味地黄丸，毁了天下多少美男子

六味地黄丸是一个非常好的方剂，好到有的医家甚至认为可以治疗除感冒以外的所有疾病，但是正是这么一个非常好的药方，因为广泛运用，如同抗生素一样毁了很多人的青春，也毁了很多美男子。

在中国，自古男子以阳刚为美，这是无可置疑的。但是现今中国很多人变得较为中性，男的中性化就变得很阴柔，女的中性化就会变得很暴力。

 六味地黄丸怎么来的

六味地黄丸是著名的儿科医家钱乙化裁张仲景的金匮肾气丸而来，金匮肾气丸有肉桂、附子两味非常热性的药，而减去附子和肉桂之后，整个方就是阴性的了。钱乙根据儿童的元阳之气充足的情况，减轻了扶阳药的使用，对于儿童来说是适合的。

但是，对于成年人，这种做法无异于是在自我压制，压制性激素的释放，压抑男性元阳之气的生长。

六味地黄丸滋阴，如何用才正确

对于大多数人来说，即使有肾虚，但阴阳之间没有太大的偏差，这个时候如果专门滋肾阴，就会出现不良的结果。有一部分人是肾阴虚，这种人就应该服用六味地黄丸；还有一部分人则是肾阳虚，就需要在补肾的时候加上一些补肾阳的药。

所以长期服用六味地黄丸会对人的食欲、性欲达到压制的效果。

什么是肾阴虚

肾阴虚首先表现出来肯定有虚象，另外则是有阴虚阳亢的象。比如四肢热，手心热，胃口佳，这种情况则是阴虚的表现；在这种情况下还有腰膝酸软，性欲亢盛，阳痿早泄，那就是标准的肾阴虚，这时就可以放心大胆服用六味地黄丸。

如果没有同时具备以上三个条件，就不算肾阴虚，最好不服用六味地黄丸，或者至少不能长期服用，服用一盒之后如果没有达到很好的效果，就应该及时停药。

15. 世人只知六味地黄丸，却不知美髯丹更适合男性

六味地黄丸这个中药丸对于大多数中国人来说都是耳濡目染，几乎所有家庭都有用过六味地黄丸，可是很多人不知道还有一个比这个方更好的七宝美髯丹。

看过我以前关于窦材的文章的读者就知道，在中国的医道中，丹药的保命作用是第一位的，其次才是附子、艾灸。现代的艾灸与附子都非常火，说明人民已经越来越重视生命的质量，生活越来越好，而丹药却被遗忘。

其中的七宝美髯丹就是中国古代所谓的丹药，其实也是丸药，只是名字有所区别罢了。明嘉靖年间，方士邵应节进贡此方，世宗服用之后，连续生了好几个皇子，从此本方便大行于世。这个是专门为男士不孕不育，须发不美而设计的，所以对于大多数男性来说具有很好的滋补效果。

六味地黄丸是专门滋阴的，对于小儿火气旺盛有很好的效果，但是到了中年以后，绝大多数的人都出现阴阳两虚，而不是纯粹的阴虚，所以用六味地黄丸纯粹滋阴不太合适。而七宝美髯丹由何首乌、茯苓、牛膝、当归、枸杞、菟丝子、补骨脂七味药组成，有补有泄，补而不滋腻，对于绝大多数男子来说是量身定做的好药。

七宝美髯丹有何作用

美髯丹的君药是何首乌，何首乌具有补益肝肾的功能，所以此方立意于补肝肾，与六味地黄丸专门补肾不一样。男士如果需要强劲的内力，就必须要有肾的原始动力，还需要肝主筋的持续能力，所以肝肾对男士来说同等重要。

很多医家治疗男科疾病都是从肝胆论治，其中一个重要的原因就是生殖器属宗筋，跟肝有密切的关系。

美髯丹，顾名思义，就是可以让人的胡须头发变得更加秀丽，油黑。古代对于胡须非常讲究，是一个男士美不美的关键因素。

如《三国志》里面记载，马超归降了刘备，当时马超特别有名，特别能打，所以关羽就想回去跟他比试一番。但关羽镇守荆州，如果离开对蜀国不利，所以诸葛亮就用了几个字赞美关羽"犹未及髯之绝伦逸群也"，以一髯字代替关羽的字号，关羽得书传阅坐下，引为自豪。可见汉代以美髯褒扬人乃经常之事！

治疗秃顶

男人一过三十，很多人就开始有头顶脱发，或者从前面开始脱发的倾向，其实这都是肝肾开始衰弱引起的，筋骨也开始变弱，七宝美髯丹就专门为这个而设。

治疗肾上腺功能失调

对于大多数男性来说，到了40岁以后就会出现很多肾上腺功能问题，大家知道肾上腺功能是维持人体活力的根本所在，所以肾上腺功能失调会带来很多男性问题，也会减小男性的活动力。

治疗气血不足、周身关节疼痛

七宝美髯丹中含有补气血之药，比如当归、茯苓，对于气血虚之人非常不错。也有比较强的补肾药，如补骨脂、菟丝子，对于因为肾虚引起的四肢无力、气血不足都具有非常强的作用。

治疗痔疮

对于很多白领来说，痔疮是一个不可言之痛，因为六味地黄丸基本没有收涩的作用，所以很多痔疮患者服用之后都会加重，而七宝美髯丹则不仅没有这些弊端，还能消除痔疮。

对于绝大多数男性来说，七宝美髯丹要比六味地黄丸好，只是七宝美髯丹比较难制，故而在此特别解析，只为让更多的中国男子变成美男子，获得更多的生机。

16. 补肾、美容、疗便秘，小方大用二至丸

中医有很多简便效廉的中医药方剂，比如用几片甘草治疗咽喉炎，有时候花的钱不到一块。这种中医怎么可能活得下去？因为利润太薄，所以不可能有市场。自从有了市场的主导作用，中医就开始走入了一条不归之路，歧路漫漫又长远。

一直以来，我都是信而好古，对古人说的东西从信入手，然后找到其所以然的原因。有的时候，用一个方没有效，就会找自己的原因，到底是什么原因导致的无效，下次改正就可以了。

在中医里面有一个非常好的方，一直被大家忽视。大家可能排着队花几千块去买法国的护肤霜，却不知道我们老祖宗有很多几块钱就可以搞定的中草药，这个方叫二至丸。

有一次，一个朋友要求我给她美白，但是一把脉就知道，她存在月经问题，所以当时没有急着给她美容，而是用五积散治疗其月经不调，然后再在五积散的基础上加一点二至丸，吃完之后取得了出奇的疗效，三天就发现她脸庞气血明显改变。

但是，有一次给另外一个人单独使用二至丸，疗效则没有那么好，原因就是第二个人的脾胃不太好，服用二至丸之后出现了腹泻的情况。

 ## 人为什么会长斑

一般来说脸上长斑都出现在两颧骨的位置，在经络来说属于足阳明胃经的范畴，也跟肝脏有关。其中这种长斑主要跟胃阴不足有关，黄色的斑点又跟肝有关。所以要保持脸上不长斑，最好的方式就是保持胃阴充足。

 ## 二至丸的主要功效是什么

据李时珍说，二至丸之中的女贞子是上品妙药，古方罕用，二至丸以女贞子为君药，配合旱莲草。医书说女贞子是"少阴之精，隆冬不凋。益肝肾，安五脏，强腰膝，明耳目，乌髭发，补风虚，除百病"，但是主要针对的是肾阴、肾精。

而旱莲草则是"甘咸，汁黑。补肾止血，黑发乌髭"，正是因为旱莲草以及女贞子能够很好配合在一起，补肝肾，同时能够益胃阴，所以对现代人因为肾阴虚、肝虚和脾胃阴虚导致的脸上斑点有非常好的治疗效果。

 ## 注意事项是什么

《本草经疏》认为旱莲草"性凉不益脾胃"，对于脾胃阳虚的人来说，服用二至丸很容易导致腹泻，所以《备急千金要方》上说在使用旱莲草之时必定要加一些生姜作为补充。

学中医　用中医

当然，对于阴虚而没有脾胃阳虚的情形，就不必考虑这些了。

 ## 17. 胎儿为什么会停育，跟什么有关

有一个病人，老是脱发，几年前就让我帮她调理身体，因为得的是肾结石、肾囊肿，西医建议手术摘除囊肿，不过我知道手术之后的恢复会更加难，所以建议她进行保守中医治疗。吃了一段时间药之后，她的脱发好了，各项指标都正常了，我本来建议她继续吃药，直至囊肿消失才停止。

不过现代的年轻人哪里能够坚持，身体稍微好点儿就不吃药了，虽然她后来也出现过几次身体小故障，但也是吃几天就不吃了。

去年她因为想怀孕，一直着急，又向我求救，当时她还是有点肾阴虚，不过一滋阴又肾阳虚，一扶阳就肾阴虚，在这种情况下只能按照补肾活血的思路治疗，因为她是肾阴实，只有用泻的思路。

在没有吃药之前，她的医院检查指标有一项激素指标不正常，卵泡多而小，所以一直不能怀孕。不过，我给她调理的时候一直嘱咐，不能急着怀孕，要身体完全好了之后才可以怀孕。但吃了十天药左右，她就没来找我了，说是感冒了，后来又说是怀孕了。

她在怀孕之后，有一个月没吃我开的药，但是后来去医院体检发现胎儿停育，于是又来调理，但这个时候就很难用药了，补肾活血的思路完全不能使用，只能补肾健脾胃，然而这种情形下，如何能够力挽狂澜呢？最后，她只能在三个多月的时候选择了流产。

 ### 胎儿为什么会停育

中医认为胎儿的产生是因为父精母血的共同作用，所以胎儿的健康跟母亲的肾气足不足密切相关，如果母亲肾气充足则胎儿能够健康成长，如果肾气虚，则难以健康成长。

肾气的充足与否，除了跟肾有关，还与脾胃有关。脾胃后天之气可以补

充肾气不足造成的不利状态，对胎儿也能产生积极影响。

 如何保障胎儿正常生长

在中医护胎保胎的治疗过程中，主要是考虑肾虚与脾胃虚两个方面，只要肾气充实，脾胃健旺，自然可以保证人体的气血充足，胎儿自然能够正常生长。

如果平时有肾结石，或者肾囊肿，其实就已经表明肾气虚了，如果这种时候不补肾就急着怀孕，就可能出现胎儿停育，所以，大家要多加小心！

18. 肾虚、脸黑、冷淡、不孕不育，古方苁蓉羊肉汤来解忧

中药基本可以分三类，按照《神农本草经》的分类方法有上品、中品、下品。但是按照现代的分类方法可以分为食物、药食同源、毒药三种。第一种是五谷杂粮，第二种是一些非常好的养生食材同时也是药材，第三种则是一些有毒的治疗性的药物。我一般写文章都介绍药食同源的食材或者纯粹的食物，因为这些东西没有医生的指导也可以服用，适合平民百姓养生。

现代社会，物欲充斥，不过也有不少人被性冷淡、不孕不育所困扰，性冷淡对婚姻、夫妻感情伤害很大，对人体伤害更大，故而我每次写关于肾养生的文章都有比较多的人看，而专业性的、适用性的反而没那么多人注意。

这里再给大家介绍一个非常好的补体药，因为这种药是药食同源，功效好，副作用小，对于性冷淡的男女有非常好的作用。也对身体虚，有五劳七伤的人能够起到很好的补益作用。

 苁蓉主五劳七伤

所谓的五劳就是五脏受伤：

久视伤血，劳于心也，心劳则神损。

久卧伤气，劳于肺也，肺劳则气损。

久坐伤肉，劳于脾也，脾劳则食损。

久立伤骨，劳于肾也，肾劳则精损。

久行伤筋，劳于肝也，肝劳则血损。

所谓的七伤就是七情对人的伤害，主要表现在：

大饱伤脾。大怒气逆伤肝。

强力举重，久坐湿地伤肾。

形寒饮冷伤肺。忧愁思虑伤心。

风雨寒暑伤形。恐惧不节伤志。

劳伤对于人来说没有太明显的症状，但是总是有不适，造成生活质量不高，苁蓉之所以可以补五劳七伤，主要原因就是苁蓉是肉质的，能够非常从容地补益精血。

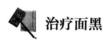 **治疗面黑**

对于不少人来说，面黑就等于毁容，其实面黑的原因是肾气不足，所以一般有肾衰的病人，脸都非常黑，平时一些人也经常脸比常人黑，这种人就适合服用肉苁蓉。

医书记载肉苁蓉"西人多用作食品啖之，刮去鳞甲，以酒净洗，去黑汁，薄切，合山芋、羊肉作羹，极美好益人，食之胜服补药"，"主赤白下，补精败，面黑，劳伤。用苁蓉四两，水煮令烂。薄切细研，精羊肉分为四度，五味，以米煮粥，空心服之。"。

可见，用芋头、羊肉与肉苁蓉一起炖汤，既可以作为美味，又可补身体，还能美容，对脸黑者尤妙。

治疗性冷淡，不孕不育

肉苁蓉可以补肾阳，则可以壮阳，对性冷淡者特别有好处，古书记载"日御过倍大补益"，一般人一天有一次性生活就会比较累了，但是肉苁蓉能够让人乐此不疲。

补肾之后，肾气充足，不管男女，都会"益精气，多子"，对于因为肾虚引起的腰酸背痛，妇人腹部有瘀血作痛，肉苁蓉也可以非常好地治疗。

📖 注意事项

肉苁蓉偏向于温热，所以对于体热之人（一般不会有性冷淡的问题），要多注意，少服用，或者结合一些清凉之品一起服用。

☯ 19. 宫寒、腰酸、肾又虚，一味食材效果好

我从小跟随父亲出诊，父亲在妇科上的造诣颇深，很多人都会找他瞧病，所以我虽没学医也知道些皮毛，父亲也因为以中医帮别人种子成功颇多，所以在本地很被人尊重。其中有一些非常好用的方法，比如很多人需要怀孕或者护胎，父亲就会嘱咐别人到桑树上找一些桑寄生炖猪肉，或者炖鸡吃。

直到后来学了医，才知道桑寄生是非常好的保胎药，直至现在遇见需要护胎保胎的，一般都会在基础方上加一味桑寄生或续断。我在实践中，慢慢体会到了续断的功效，所以现在献出来，希望对各位有所裨益！

📖 续断接筋骨

续断是一个外伤药，顾名思义，就是将断了的筋骨再接起来的意思。记得小时候有一个邻居的小狗被大狗咬，后肢被咬烂了，只有皮肉相连，后来用桑树皮接骨，效果非常好，之后小狗被养大，十几年之后才死去。

医书记载续断"主金疮，痈伤，折跌，续筋骨"，对于跌打损伤的患者，续断是非常好的内服外用药。

📖 妇科要药

对于很多女性来说，崩漏是在所难免的，中医所谓的崩就是在非月经期出现的大量出血，而所谓的漏则是在非月经期持续出少量的血，这两者都是子宫出现问题引起的。

续断对于崩漏有非常好的治疗作用，主要表现在续断可以活气血，补虚，可以治疗妇人产前后一切病，不管是月经不调，崩漏或者白带，续断都有治疗效果。

 保胎、治难产

现在难产的人太多了，以至于百分之八九十都是剖腹产，其实很多孕妇根本没有剖腹产的必要，只需要在怀孕期间时常服用一些保胎护胎的药方，就能较好保证胎儿顺利生产，而续断就是一味非常好的中药，能通宣经脉，使人体的气血正常运转！

产后瘀血冲心、气虚不适也可以适当在饮食中加点续断煲汤，比如猪脚煲汤、小鸡炖汤等，对于平时无事腰酸腿痛者也可以服用续断作为保健食品！

 治疗阳痿、宫寒

对于很多人来说，肾气虚、经络不通都会导致阳痿。续断对于男性来说，可以治疗阳痿，对于女性来说可以治疗因下焦特别是子宫有寒气导致的小腹冰冷、白带等情形。

 ## 20. 皮肤糙，便秘，为什么不睡觉？中医有什么讲究

中医的理论一直讲求一个天人合一，天人合一是中医的健康状态，也是中医追求的标准状态，人体的五脏分别有不同的功能，对应于五脏的功能。

天有生长化收藏，人就有五脏之气与之对应，今天要说的睡眠就跟生长化收藏中的藏相关。对应于中医五脏中的肾脏。

前文提到，我们现在的湿气那么重，吃赤小豆、薏苡仁都不能去除，根本原因之一就是肾虚，肾虚为什么如此普遍？因为现代人的睡眠习惯出了

问题。

睡眠不好为何与肾虚有关

睡眠对于人来说，就是收神的动作，对应于生长化收藏之中的藏，而这个动作刚好对应我们五脏之中的肾脏，睡眠质量不好，时间不够，睡眠时间不对都是造成肾虚的原因。

古人说，**吃人参不如睡五更**，人参是上好的补品，具有补气强壮的作用，但是还不如睡五更，原因何在？

根本原因就是人参之补是来自外来的，而睡觉则是人体自生的。五更是什么时候？从晚上7点开始的戌时是初更，到第二天5点是寅时，总共5个时辰，10个小时。

人如果一天能够睡足10个小时，就不会造成肾虚了，反过来一般肾虚的人都会贪睡，因为人体内部知道自己肾虚，需要调节，自然就会多睡觉。

因为睡眠不足，人体收藏不及，反过来也会造成生长化的疾病，因为生长化收藏就是一个春夏秋冬，缺一不可，他们之间形成了一个闭合的环。

最简单的例子，婴儿特别能睡，其实婴儿的生长化收藏能力都很强，人越长大，生长化收藏的能力越弱，人越不能睡觉。

正是因为如此，很多人便秘其实原因就在于睡得不好，造成了脾胃运化功能出问题；有的人皮肤粗糙，主要原因还是因为睡觉质量不好，或者睡得不够，造成了肺收敛的功能不足，肺气不足则应在皮肤毛发；有的人丑，气色不佳，主要原因就是睡得不好，神不足，心受累，心之气在外为面之华，心气不足就会造成面部气色不光彩，不能神采照人。

所以，人丑，皮肤糙，便秘，就应该多睡睡觉。而且不是现代科学的8小时，是古人"因天之序"的10个小时。也许你皮肤不好，并无其他原因，只是因为睡眠太少了！

学中医 用中医

第八章

方药小窍门

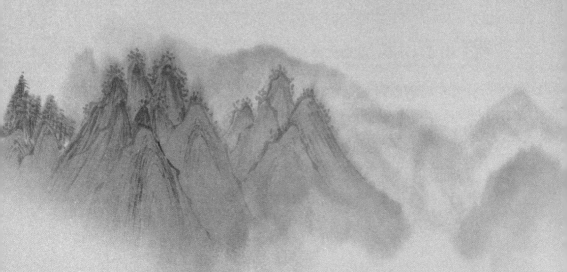

☯ 1. 作为上好的中药，酒到底有什么好处呢

酒是一味非常好的中药，甚至有人说酒是中医的开端，没有酒就没有中医。事实上，上古的医生，特别是外科医生必定会用酒，所以医的繁体字就有酒旁。

中国的礼乐文化也一直强调，礼无酒不成。当年曹操因为缺乏粮食，下令军队里面不许饮酒，儒家卫道士马融就出来说话，说酒是礼的媒介，怎么可以禁酒呢？惹得曹操一肚子不高兴，为后来杀马融埋下了伏笔。

酒是上好的外科消毒剂，这个用法并不是现代人才知道，古代人就已经会用了。对很多外科的疾病，不但会用酒来消毒，还会用酒泡药外敷，活络筋骨。

📕 酒可以通表，可以御寒抗感冒

酒的气味辛辣、苦、甘甜，三者具备，"辛者能散，苦者能降，甘者居中而缓"，所以古人说"浓者热而毒，淡者利小便。用为向导，可以通行一身之表，引药至极高之分"，一般脑出了问题，需要用点酒作为引导之药，比如大黄是泻下的，如果要想把大黄活血化瘀的效果体现出来，就必须用酒制一下。

很多人在严寒的地方，就需要喝点酒抵抗寒凉，喝酒也可以稍微抵抗寒风，不容易感冒。

📕 酒可以开心，活血化瘀

很多人不开心了就会喝酒，喝酒之后人就好受一些，为什么？因为酒可以开心，能够使人体的心经、心包经经脉通畅。而心包经就是"主喜乐"的，所以古人说"少饮则和血行气，壮神御寒，遣兴消愁，辟邪逐秽，暖水藏，行药势"。

因为很多心脑血管疾病都是心脏或心包经的疾病，所以少量喝一点酒，

可以缓解心脑血管疾病。中药方剂中，治疗心脏病的方中就有几个必须加酒，效果才好。

 任何一个东西，有好处就有坏处，酒也不例外

喝酒的坏处很多，首要的就是喝酒太过动相火，使人肾阴阳皆耗损，所以古人说**"动火生痰，发怒助欲""酒是色媒人"**，不仅会让人体内痰湿之气旺盛，还会触动相火，助长欲望，最终导致肾阴阳皆虚。

其次，喝酒伤胃，**"脾因火而困怠，胃因火而呕吐"**，在大量喝酒的情况下，很多脾胃疾病就暴发了，所以很多人年轻时大量饮酒，落下了后半辈子的老胃病。

再次，喝酒伤肝，古人说**"肝因火而善怒，胆因火而忘惧"**，很多人本身肝就有问题，所谓的"肝主虑"，考虑事情不周详，出了问题，心情不好，然后再喝酒，所以不适合喝酒的人一般都是越喝越差。当然，有的时候酒可以壮人胆，也有一定的好处，但大部分时候还是坏处多。

所以一般情况下，尽量少喝酒，喝酒必须有度，什么是度？朱熹有一个说法"以醉为节可也"，稍微有点醉醺醺的时候就可以节制不喝了。

 如果喝多了，怎么解

其实过度喝酒的解救分三个阶段：喝酒前、喝酒中、喝酒后。

喝酒前，可以先吃一些解酒的药，比如中医中有一些可以解酒的丸散，其中五苓散就是非常好的解酒药，在喝酒前吃点。

喝酒过程中，酒精度数越高对人体伤害越大，所以喝酒的时候可以和白开水，边喝白开水边喝酒，结合前面吃的五苓散，效果会很不错。

喝酒后，如果胃不舒服，呕吐，为避免伤肝，可以准备好小柴胡颗粒，这种药到处都是，随便都可以买到。如果出现了腹泻，就可以买点葛根黄芩黄连汤治疗一下。

酒后解救也可以用枳椇子，用这个泡水喝，或者碾成粉之后食用，我们小时候经常采这些果实吃，到了季节就非常甜，且到处都有；但是，此物性寒，所以不能多吃！

还有一个很好的解酒药，就是绿豆汤，因为酒是湿热性质，绿豆汤刚好可以解湿热。

 2. 手脚老是冰冷，试一试神奇的五积散吧

随着生活节奏的加快，人民熬夜越来越多，很多人出现了四肢冰冷，不管是冬天还是夏天，都会有这种情况，这是怎么回事呢？

 四肢冰凉是怎么回事

四肢冰凉有两种情形，一种是阳郁，这种情况并不是阳虚，而是阳气被郁结在心腹，不能输布到四肢，所以出现了四肢冰冷；一种则是阳虚，不管是因为湿气重导致的阳虚还是因为阳气消耗太过导致的，都会出现四肢冰冷的情形。

四肢冰凉有什么危害

道家认为，"纯阳则仙，纯阴则鬼"，也就是说阳气对人的作用是正面的，人有一口阳气则有一口命，无阳气则不能活。大多数阳虚患者不断地产生各种阴性疾病，比如妇科疾病，比如肿瘤，比如各种难以治愈的疾病。

四肢冰凉经常引起妇科白带，月经不调，皮肤不亮，黑暗。

 四肢冰冷有专方治疗么

中医的发展经历了几千年，从一开始的单味药治疗疾病，比如服用茯苓可以长生，可以美容，再慢慢发展成为复方，比如茯苓和人参、白术、甘草，就成了四君子汤，这些疾病就是治疗一类疾病的小方。

到了宋代，小方慢慢发展成为大方，动不动就是十几味药，二十几味药，随着药的味数越来越多，治疗的疾病谱也越来越广。有的方可以治疗一类疾

病，有的方可以治疗很多种疾病，比如《中藏经》中有一个万应圆，对很多疾病都有疗效。

宋代有一个神奇的大方就叫五积散，专门治疗各种原因引起的经脉不通畅，主要的辨证就是要有四肢冰冷，也就是说不管是阳郁还是阳虚都可以治好。

五积散非常好用，以至于很多护士都知道用这个方，所以有一个谚语"一首五积散，房上不喊房下喊"。

 五积散由什么组成？如何服用

 【五积散】

苍术　桔梗各20克　白芷　川芎　甘草　茯苓　当归

肉桂　芍药　半夏　陈皮　枳壳　麻黄　厚朴　干姜各10克

方中以苍术、桔梗为君药，用量两倍其余药，做成散剂也行，煮汤也可。煮汤则以900毫升水熬成600毫升服用，一日三次，每次服200毫升。吃散则以上诸药打散，一日两次，每次5克，上午、中午两次，晚上不服用。

 3. 脸上长痘怎么办？傅青主奇方显疗效

明清换代之际，出现了很多伟大的思想家，也出了不少有建树的医学家，在这些思想家中又有不少医学家，其中久负盛名的便是山西的傅青主！

傅青主留下了不少名方，其中有两本书一直为学界所推崇，一个是傅青主女科，一个是傅青主男科，这些方书记载了不少疗效显著又简便的药方。其中便有治疗我们现代所谓青春痘，即脸上长痘的方，因为实践过，的确效果好，所以分享给大家！

 青春痘属于什么范畴

长痘或者青春痘都属于现代化的说法，病名一般都没有体现病理病机，其实长痘在古代叫疮毒，不管是长在脸上的青春痘、水痘或者夏天的痱疖，中医通称疮毒。

 ## 疮毒是什么原因造成的

疮毒在中医看来是湿热之气蕴结皮毛和肌肉，气血淤滞造成的，所以要治疗好疮毒，必须把人体的湿热之气去除，然后健脾胃，固本。

 ## 对于疮毒，傅青主有什么好方法治疗

傅青主在其《傅青主男科》中留下了不少治疗疮毒的药方，按照疮毒的不同湿热部位辨证论治，主要有三个方。

 ### 【疮毒方用如神汤】

金银花　当归　蒲公英各 15 克
荆芥　连翘各 10 克　甘草 15 克

适量水煎，日三服。

这个方是所有疮毒都可以使用的方，有清热的金银花、蒲公英、连翘、甘草，也有理血的荆芥、当归，基本上比较全面。

【头面上疮方】

金银花 10 克　当归 5 克　川芎　甘草各 5 克
桔梗　蒲公英各 15 克　黄芩 5 克

适量水煎，分温日三服。

对于脸上长青春痘的人来说，这个方疗效极佳，如果身体还有其他地方不适，则可以在辨证的基础上再加以下方剂：

【统治诸疮方】

花粉　甘草　金银花　蒲公英各 10 克

适量水煎，分温三服。

此方消毒大有其功，诸痈诸疽，不论部位，皆治之。

也可以单独熬天花粉、金银花、蒲公英、甘草四味药，其中天花粉消毒散结，金银花清热解毒，蒲公英更是可以解毒利湿，甘草调和诸药而解百毒，对于头面部有痘的人来说效果奇佳。

 注意事项

使用以上治疗头面疮的方须注意两点：

第一，很多人头面长疮其实不仅仅是有湿热，在下焦还有寒湿，所以往往用药之后，很快取得了效果，但是一停药又反复了。对于上热下寒的病人，必须要在温通的基础上加以上药方，疗效才稳固。

第二，头疮不可用升提之药，最宜用降火之品，切记之，在治疗的过程中尽量不吃葛根、柴胡、升麻等升提之药。

 4. 头痛、偏头痛缠绵难愈，此方显奇效

头痛是困扰很多人的顽固疾病，一般有一次头痛，就容易得第二次头痛，很多人都是头痛专业户，对于很多头痛专业户来说，其实都有一个共同的原因，那就是头痛往往与吹风受寒相结合。

中医里面有很多方剂是对证准，有的则对病很准，比如我们今天要涉及的一个方剂，对于头痛、偏头痛就非常有疗效。这个方剂就叫：清上蠲痛汤。

 【清上蠲痛汤】

当归（酒洗）10 克　小川芎 10 克　白芷 10 克　细辛 3 克
羌活 10 克　防风 10 克　菊花 5 克　蔓荆子 5 克　苍术（米泔浸）10 克
麦冬 10 克　独活 10 克　生甘草 3 克　黄芩（酒炒）15 克

上 13 味药，加少许生姜，水煎，日三服。

此方对于年深日久偏正头疼，都具有非常好的效果。又治肝脏久虚，血气衰弱，风毒之气，上攻头脑而痛。头眩目晕，怔忡烦热，百节酸疼，脑昏目痛。鼻塞声重，项背拘急，皮肤瘙痒，面上游风，状若虫行。及一切头风，兼治妇人血风，攻注头目昏痛，并皆治之。

现代常用于治疗血管神经性头痛，上颌窦炎头痛，三叉神经痛等病症，一般情况下有寒气重者，效果佳，妇女如果出现月经推迟，或者肠胃有问题，此方治疗效果绝佳。

 如何加减

如果是左边痛，一般都是血分之病，加红花7克，柴胡10克，龙胆草酒洗7克，生地黄10克。

如果是右边痛，一般是气虚，加黄芪10克，干葛8克。

如果是正额上眉棱骨痛，食积痰壅，用天麻5克，半夏10克，山楂10克，枳实10克。

如果是当头顶痛，加藁本10克，大黄酒洗10克。

如果是痛在脑髓，风入脑髓而痛者，加麦门冬10克，苍耳子10克，木瓜、荆芥各5克。

如果是气血两虚，常有自汗，加黄芪15克，人参、白芍、生地黄各10克。

如果是火热感冒头痛，则有口渴，多饮，加生石膏30克，显效。

此方验之临床，获效颇多，如在辨证的指导下运用，效果特别好，如需服用最好在医生指导下使用。

 ## 5. 如何活血化瘀、温化痰饮？用什么方

对温化痰饮、活血化瘀的方法，一句话说不清楚，所以我专门写下此文，

以便有利于大家对中医的理解，对身体情况的了解。

第一步我们首先要明白痰饮、瘀血是怎么来的，他们之间的关系如何，其实痰饮和瘀血都是人体的正常物质，只是在不正常的生命过程中产生了对人体的危害。

水谷进入口之后，就形成了饮，如果饮能够被人体转化，则变成津液，变成气，变成血，如果人体的阳气不够，水饮就无法气化，这时就会在肠道、气管等处形成痰，所以其实痰是病理产物，而饮是一个处于可用与不可用之间的物质。

血液如果正常运转，则能够为人体的生命活动提供很多物质，所以中医说"血主濡之"，对人体进行灌溉，使得每一个细胞都得到很好的营养，如果血液运行的渠道被封堵死了，或者气虚无法推动血液流动，就会沉积下来，此时便有了瘀血。

在现实生活中，痰饮往往与瘀血并存，根本原因就是血液与饮其实都是同源的，都是来源于水谷精微，只是处于不同的环节，但是他们之间有一个共同的特点，那就是阳气不足，所以血寒则凝，饮寒则化成老痰，治疗瘀血、痰饮都需要温化，在处理这个疾病时，张仲景有一个方可以一肩挑，治疗两个疾病，那就是桂枝茯苓丸。

 ## 【桂枝茯苓丸】

　　桂枝 10 克　　茯苓 10 克　　白芍 10 克　　桃仁 10 克　　牡丹皮 10 克

现在有成药卖，按照说明服用即可。

大家都知道，仲景的方子中，有一个天下化饮第一方，就叫苓桂术甘汤，基本上温化水饮的方子都有苓桂两味药，而为什么治疗妇科子宫肌瘤的活血化瘀的方剂要以茯苓、桂枝命名呢？其实就是因为，瘀血的形成、痰饮的形成都有一个根本的途径，需要温通，因此才会有这个方，痰饮、瘀血互结的实例就是子宫肌瘤。

 ## 子宫肌瘤是怎么形成的

子宫肌瘤其实非常常见，按照中医的观念其实就是痰瘀互结，形成了痰核，又形成了血瘀，所以得子宫肌瘤的人一般都是子宫非常寒，或者出现上热下寒，这种情形在现代的白领当中非常常见。

 子宫肌瘤患者吃这个方无效怎么办

对于绝大多数的子宫肌瘤，桂枝茯苓丸都是有效的，而且吃药的时间需要长久一点，如果没效，说明病情有点深入，这个方的温化作用不够强，可以在原方基础上加重温化的力量，比如加小茴香、制附子；然后再加活血化瘀的药，比如水蛭、虻虫之类的。

 # 6. 为什么越来越多的人过敏

风邪能够导致很多疾病，几乎所有的疾病都与风有关，不过很多人并不注意，所以现代养生的理念很多都有问题。

中医对人类的生命活动归结为"生长化收藏"，对应于肝肺脾心肾，所以《素问·四气调神大论》就要求，必须养生、养长、养化、养收、养藏。那么为什么一般把保养身体叫养生，而不是养长，养化，养藏?

因为，风为百病之长，能引起最多的疾病。中医认为"东方生风，风生肝"，对应就是"生长化收藏"的生，一个养生之道就包括了其余四项，其实在语言上就暗示，我们必须慎重对待风邪。所以古人也说"避风如避剑"。

 风的特性

风邪有很多特性，比如向上，比如善行数变，比如疏泄，所以很多跟这种性质类似的疾病都可以考虑从风论治，都是与风邪有关的，很多明医治病，在没有办法的情况下就是按照这种思路来治疗，往往能得到很好的效果。

 为什么说过敏是因为风邪作怪

大家都知道，过敏大多数都是皮肤过敏，是皮肤病，有的是肠胃病，而中医则讲肺与大肠相表里，肠胃病其实与皮肤关系也非常密切。

其实，风中的花粉也属于中医风邪的范畴，而绝大多数的皮肤过敏都是

学中医　用中医

因为空气中存在的这些物质。

现代人都比较注意饮食，比较注意雾霾，但是绝大多数人不注意所谓的风，特别是对风不过敏者，认为平时吹吹风没事，吹吹空调也没事，然而积累久了，人体正气就虚，这样就很容易生病。

 对过敏怎么预防

过敏首先是因为外界风邪引起的，这是外因；其次，肝生风，所以与内脏之中的肝脏有关；在这两者的交互作用下，人就会过敏。所以推荐两个方剂，供大家预防过敏之用。

 【预防方：玉屏风散】

防风 15 克　黄芪（蜜炙）30 克　白术 30 克

现在有中成药，按照说明服用即可。

此方以黄芪为君，主要就是加强卫表之效，预防过敏有很好的效果，治疗时则稍微差一点。

 【治疗方：过敏煎】

防风 15 克　银柴胡 10 克　乌梅 15 克　五味子 5 克

上四味，以水 900 毫升煎取 600 毫升，分温日三服。

此方主要就是在风、肝两个方面做文章，防风是祛风之主药，柴胡疏肝，对很多肝脏问题都有作用，特别是助肝脏疏泄之气，乌梅、五味子则以酸收之功，直接补肝，与造成过敏的两大主因一一对应，所以取效快捷！

另外，如果平时没有时间煮药，也可以喝酸梅汤，因为酸梅汤之中也有乌梅、黄芪，可以较好地防治过敏。

 7. 如何轻松解决痔疮问题

中医的神奇就在于让很多人难以想象，甚至不可理解。所以有人说，用脑体会西医，用心体会中医！确实如此！

痔疮是一个非常常见的疾病，特别是对于白领来说，有十人九痔的说法，同时痔疮也是困扰大多数人的一大难题。很多人会选择直接手术，方便又简单。但是，手术之后若干年还会继续产生痔疮！

 ## 中医如何看待呢

痔疮就是指肛肠因为长了息肉或者其他原因造成出血，对此中医有一个称呼叫肠风，就是肠子受了风，也叫久痢。

很多人在痔疮发作的时候使用一些止血的药，或者扶正的药，很快就好了，但是在身体情况不好或者食用了肉桂等辛辣食物之后又犯病，很难痊愈。

 ## 中医如何治疗

中医对痔疮有专方，比如槐花散，比如《金匮要略》中的黄土汤，或者当归赤小豆散。用以治疗近血、远血，这些方可以起到很好的作用，但是要想完全治愈，还是很难。

如何才能把痔疮头，或者说息肉消除？很多人第一个念头就是手术割除，此是一个良法，中医古人也会用，还有用枯痔散的。但是中医的伟大就在于可以用一些内服药把很多东西消除，相当于现代所讲的自噬。

在中医中，有一味药专门具备此功能，那就是乌梅。

《神农本草经》记载：乌梅味酸，平。主下气，除热烦满，安心，肢体痛，偏枯不仁，死肌，去青黑痣，恶疾。乌梅具有去恶肉死肌的作用，经常用来治疗息肉类的疾病，同时也是一味很好的食材，我们经常食用的酸梅汤就有乌梅。风为肝之动，人体五脏之肝出了问题，才会有肝风内动，而酸梅之味酸，刚好可以补肝阴，是非常好的滋阴药。

还有一味药就是僵蚕。

僵蚕是一味很好的祛风药，可祛内外表里之风，所以很多跟风有关的疾病都可以用到，肠风也是风，所以很多时候还需要使用风药。另外僵蚕也是

学中医　用中医

很好的食材，很多高端餐馆都以此作为高蛋白食品，价格也是非常贵的。

只需将僵蚕与乌梅等分打粉，或者做成蜜丸即可。或将这两个食材混合在一起，每日服用 3～5 克，坚持 15～45 天，很多肠道息肉都能消除，不需要手术！且费用也很便宜，一般两三百元就够了。

这是我家祖传治疗痔疮的秘方，一直被我曾祖、祖父、父亲沿用，口耳相传，但其实古代书籍早有记载，只是后学晚辈不肖，不知道运用，这也是中华文化得不到传承之一弊端呀！

我以此法治疗过十几例患者，效果如古人所言！如果有效，大家不要感谢我，请把这个秘方告诉你周围的好人。

 ## 8. 一个拔眉毛的动作危害有多大？美眉们知道么

很多美女为了增加魅力，纷纷将自己的眉毛拔出，因此美女也叫作美眉。然而，需知道天生一物，必有一物的作用，眉毛也不例外，古代就有因为眉毛脱落而死的案例。

医圣张仲景是一位非常神秘的人物，在所有史记中，几乎找不到完整的记载，有的只是只言片语，其中有一个传说即张仲景见王仲宣，当时判断他有病，当于 20 年后眉毛脱落而死，那么什么病会使人眉毛脱落呢？

西晋皇甫谧《甲乙经序》记载："仲景见侍中王仲宣，时年二十余，谓曰：君有病，四十当眉落，眉落半年而死。令服五石汤可免。仲宣嫌其言忤，受汤勿服。居三日，见仲宣，谓曰：服汤否？曰：已服。仲景曰：色候固非服汤之诊，君何轻命也！仲宣犹不言。后二十年果眉落，后一百八十七日而死，终如其言。"

 ### 眉毛脱落是什么病呢

眉毛脱落在中医看来其实就是类似皮肤病，中医叫大风（现代的皮肤病），其实很多疾病都会出现眉毛脱落，如西蒙氏病：短期内眉毛、头发、腋毛、阴毛和全身的汗毛变稀或全部脱净，全身消瘦、精神萎靡、表情淡漠；麻风病患者早期可出现眉毛脱落；斑秃患者也有眉毛脱落症状。

另外，眉毛还是很好的诊断疾病的指标，眉毛冲竖而起，则是危急的征兆；眉毛不时紧蹙，是疼痛疾病的表现。

 女性拔眉毛为什么不好

拔眉毛十分有碍健康。须知眉毛并非无用之物，眼睛若无眉毛遮挡，汗水和雨水就会直流入眼内，刺激角膜和结膜，引起角膜炎和结膜炎，严重时可导致角膜溃疡。

由于眉毛周围神经血管比较丰富，若常拔眉毛，易对神经血管产生不良刺激，使面部肌肉运动失调，从而出现疼痛、视物模糊或复视等症状，还有引发皮炎、毛囊炎的可能。同时，常拔眉毛，也会引起眼睑松弛、皱纹增多，影响美观。

按照中医的观点，眉毛与膀胱经相关，拔眉毛其实就是在泄膀胱经的气，中医认为"腠理皮毛者，三焦膀胱其应也"，所以拔眉毛对人体的皮毛、泌尿系统是有伤害的。

 什么因素导致眉毛脱落

中医说"大风病，须眉堕落者，皆从风湿冷得之"，其原因有多项，比如因汗出入水得之，或冷水入肌体得之；有的是饮酒卧湿地得之；还有的是当风冲坐卧树下及湿草上得之；也有皮肤病体痒搔抓，渐渐生疮，经年不瘥，即成风疾。这些原因其实都是造成严重皮肤病的因素，只要不注意，拔眉毛伤害膀胱经之气，就会增加得"大风"的概率。

这些都是造成眉毛脱落的原因，反过来眉毛脱落也会导致皮肤损伤，那么如何补偿拔眉毛造成的损失呢？中医有一个方，可以补充足太阳膀胱经之气，大家可以经常服用，这样既可以有利于皮肤，又有利于健康。这个方就是中医的当归芍药散，非常适合女性美肤，美眉。

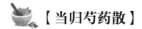【当归芍药散】

> 当归　茯苓（去皮）　白术各 200 克
> 川芎　泽泻各 400 克　白芍 800 克

以上中药打粉，每日服用 5～15 克，通常半个月就可以看见明显的效果，对于脾胃不好、月经不调，特别是有腹痛的妇女，疗效更加显著。

这个方是典型的培土生金，可将体内的湿气排泄出去，方中含有当归、白芍补血，所以对所谓的"大风"引起的皮肤粗糙、皮肤没有弹性也有很好的治疗作用。

9. 千年古方除狐臭，还能让人产生体香

要说到臭汗，很多人第一印象就是男人的汗臭，所以一般都会说"臭男人"，而女人都会发出体香，很受人欢迎，其实这些都是人体的汗腺决定的，只要人体的汗腺功能正常，人就不可能太臭，也不会有所谓的狐臭。

在临床中，很多疾病都有主诉、主症，但在具体辨证论治时往往是通过一些病人不注意的症状来判断的，比如病人说头痛，但是医生一般不会根据头痛来判断证型，而是按照寒热、出汗不出汗等等来判断，在中医问诊歌中"一问寒热二问汗"，对于一个病人来说，出汗情况的重要性仅仅次于发烧或者怕冷，为什么？

汗出情况可以辨表里

寒热情况非常重要，因为这是中医判断阴阳的首要证据，首先辨别寒热，通过寒热判断疾病是阳虚还是阴虚，是阳郁还是邪在少阳等。

通过汗出情况则可以判断疾病的深浅，比如自汗出一般是病在肤表，肤表不固造成的，如果是大汗出、身体冷就是阳脱证了，而平时最常见的出汗情况就是营卫不和。

营卫不和是什么情况

当人体出现营卫不和出汗时，就会出现臭汗，出现体臭，在中医中有一个证型就叫营卫不和汗出，此时一般是有点怕冷，汗臭、身体不适。

当然，狐臭也算是营卫不和的一种，我有一次给人治病，按照营卫不和治疗汗出太多，没想到把患者的狐臭也改善了很多，很多人吃了这个方之后，发现自己有了体香（男士），如果是女士，自然也可以用这个方，多服自然就产生体香了。

 什么方如此之妙

治疗营卫不和的方是被中医界称为众方之祖的"桂枝汤"，是《伤寒论》中的第一方，也叫天下第一方。

 【桂枝汤】

桂枝 30 克　白芍 30 克　炙甘草 20 克　生姜 30 克　大枣 10 克

加适量水煮 45 分钟，分温日三服，吃到身体微微有汗出的感觉就行。

本方原本是用来治疗感冒的，但是后来绝大多数情况都被用来治疗其他疾病，甚至有人说这是古代穷人补身体的圣方，只要出去工作出汗了，需要补充津液，回家煮一碗桂枝汤服用，马上就满血复活。

方中的中药也都是药食两用的食材，非常平和，但是还是有禁忌：凡是中焦有湿热者，不可服用。所谓中焦有湿热，多有口渴、心烦两者同时出现的情况。

10. 一个妇科用方却用来治夜咳，为什么

不少人一定经历过类似的经历，或者身边有朋友经历过类似的经历，在临床中经常发现一些咳嗽的病人，有明显的时间特点，其中有一种咳嗽便是白天不咳嗽，晚上就完全不能躺下，咳嗽得不行了，这是怎么一回事？

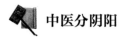 **中医分阴阳**

对于一个中医来说，最重要的一点就是分清楚阴阳，在阴阳这个大框架下思考问题，才能高处着眼，低处着手，才不会动辄得咎。分阴阳最明显的就是按照太阳的规律来，春夏为阳，秋冬为阴，白天为阳，晚上为阴。

因此，晚上加重的疾病，一般都是阴虚比较严重，对于咳嗽也是如此。咳嗽一般分内伤咳嗽和外感咳嗽，其中的夜咳大多数是内伤咳嗽。

 夜咳是怎么回事

《本草备要》记载"午前嗽多属胃火，宜芩、连、栀、柏、知母、石膏；午后嗽及日轻夜重者，多属阴虚，宜五味、麦冬、知母、四物"，所以我一般遇见夜咳加重，或者白天不咳嗽晚上咳嗽者，都以此方治之，疗效显著。

 怎么使用

对一般阴虚咳嗽，也就是夜咳就以四物汤为主，外加五味子、知母、麦冬：

熟地黄 20 克　当归 15 克　白芍 15 克　川芎 10 克
五味子 5 克　知母 10 克　麦门冬 15 克

以上 7 味药，以水 900 毫升，煎 600 毫升，分温日三服。

此方是我在学医启蒙阶段抄医书时父亲特地嘱咐，说疗效非常好，一剂知二剂已，我后来在临床中遇见夜咳者，只要无外感情况的都用这个方，基本五天就能痊愈，疗效出乎意料，特此献出，与广大患者朋友共享！

11. 痛风，关节红肿热痛，古人有妙法

有时候因为气候异常，会有很多人集中出现肝胆类疾病，有的是肝炎，比如乙肝；有的是胆囊炎、胆结石。此时往往也有人痛风发作，为什么痛风

会在这个时候发作呢？说白了，还是因为气候燥气太重，克伐肝胆之木太过，肝主筋的功能受到了损害，所以才会有不少人出现了痛风，然而这种痛风其实属于痿证的一种。

 对痛风也要辨证

治疗痛风有不少方、药及养护方法，有的是针对寒湿导致的，有的是针对肾虚导致的，还有的是针对瘀血导致的，也有的是针对湿热导致的，所以在治疗上应根据实际情况，辨证论治。

在众多痛风类型之中，有一种是因为湿热导致的，出现了红肿热痛，这个时候我一般就会建议患者服用二妙散。

 二妙散治疗什么疾病

一般情况下，大家都认为二妙散是治疗痿证的，痿证即手脚的筋骨出了问题，而这些问题的实质其实就是湿热。

《丹溪心法》说："二妙散治筋骨疼痛因湿热者，有气加气药，血虚者加补药，痛甚者加生姜汁，热姜汤服黄柏（炒）、苍术（米泔浸炒）"。

 具体如何辨证

如果是气虚，则有胃口不佳，厌食，经常气短，此时可以加黄芪、党参、白术、茯苓；一边补气，一边除湿热。

如果是血虚，比如出现头晕、目眩，眼睛干燥，大便硬，则可以加熟地黄、当归、白芍、川芎、木瓜等。

如果有痰带热者，舌苔黄，大便干结，先以舟车丸治疗，如患者痛不可忍，则先服用舟车丸（有中成药卖），待其腹泻两三次，则痛风豁然缓解，再服用二妙散。

学中医　用中医

12. 吃豆腐会加重痛风吗

痛风是现代多发疾病，主要表现在足趾关节疼痛肿胀，西医则认为是因为嘌呤代谢出现了问题，积累在人体的关节处，所以才产生了痛风。

由此，西医认为只要控制嘌呤的摄入，就可以减缓疾病。按照西医的思路，因为豆腐是蛋白质为主的制品，不是高嘌呤物质，痛风患者是可以吃的。然而，吃豆腐对于大多数人来说，是会加重痛风的。

 中医如何认识痛风

中医将痛风叫脚气（不是西医所说的足癣），自古就有研究，而且有大量的方剂是治疗痛风的，有一些方剂治疗痛风甚至可以说是立竿见影。

痛风的根本原因是什么？是寒湿之气凝结在肝肾脾三经，寒湿下注足部，形成了以足部疼痛为主要症状的脚气。

 如何预防痛风

中医认为，痛风完全是因为肝肾脾虚，导致寒湿之气下注，所以需要用三种方法来预防，第一就是通经络，全身经络必须通畅方能预防疾病发生；所以很多人痛得不行的时候，吃点泻药，拉一下肚子就会很舒服，因为泻药具有通经络的作用，我以前在网上专门写过一篇关于牛膝的文章，大家可以参阅。

第二则是必须把寒湿排出身体之外，只有寒湿之气排出去了，才算把病邪祛除了。

第三则是需要补肝肾，肝肾虚是痛风的根本原因，一般得痛风的人都是因为过度饮酒，严重伤害肝肾功能之后才出现的。

 中医如何养生

明白了中医的原理，才能在生活中养生，比如痛风是寒湿之气所致，相关患者在现实生活中就要多注意不能吃寒性的食物。比如海鲜，大多数海鲜都是寒性的食物；比如豆腐，不管是石膏豆腐还是卤水豆腐，都是寒性的。因为中医讲**"阳化气，阴成形"**，只要是由不成形的东西形成具体形状的大多是阴性的食物，都不利于寒湿体质，豆腐都是由豆浆水凝聚而成的，所以是阴寒性的食物。

要多吃扶阳的食物，"通阳不在温，而在利小便"，可以利小便的药物或者食物都可以减轻痛风症状。比如米饭是一个通利作用很大的食物，对于痛风患者来说是不错的食物；比如含有皮的生姜也是可以除湿、可以通经脉的食物，可以多吃一些。

另外则是需要保护好肝肾，可以吃一些入肝的、补肾的，比如六味地黄丸、金匮肾气丸等。对于关节不肿的痛风，金匮肾气丸是非常好的治疗方。

 ## 13. 古代也流行痛风，一个七味药的古方就能搞定

自从有了西医的病名，很多中医的专业术语就被历史淘汰了，随着现代研究的深入，分子生物学的词语、西医的词语越来越占据医生的大脑，以至于很多古人的智慧被遗忘。

痛风的治疗就是其中一个非常明显的例子，要知道古人将一种疾病分成一个大类，比如妇科病是一类，儿科病是一类，脾胃病是一类，还有一类就叫痛风。哦不，古代不叫痛风，而是叫"脚气病"。

大家都知道隋朝修了一本书，叫《诸病源候论》，在这本书之中，主要探讨的就是疾病的病理病机，但是基本不讲治法，只有导引之术。但是，有一个例外，那就是所谓的脚气病，在《诸病源候论》之中很大一部分内容是讨论如何治疗脚气病的，也就是现代的痛风。

 ### 脚气病的由来

根据孙思邈的《备急千金要方》记载，脚气病一开始并没有，但是永嘉之乱之后，很多北方的人跑到南方之后，这类疾病就开始流行开来，后来有

几个和尚医生，对此病的疗效非常好，几乎百分百痊愈，这对于现代人来说几乎就是一个天文数值呀。

脚气病为什么得之于脚

脚气病在古代也叫风毒，按照经络的循行，肝脾肾三脏都是从脚开始，而这三脏最容易被寒湿所中，所以此病一般都从脚开始。如果不断加重，才会上身，才会分布在四肢各个地方。

脚气病为什么一开始不被发觉

脚气病一般都是在其他病发作的时候一起发作，也有的是喝酒之后就发作了，一般是男人发病比较多，也有妇人发病的情形。开始时，脚气病有很多表现，但是主要表现在肝脾肾三脏上，一般都有小便不利的情形。

脚气病的原因

《备急千金要方》记载：在湿冷的地方待久了，因醉酒入房做爱，汗出当风取凉，这三种情况都是得脚气病的原因。

所以痛风也是历节病、黄汗病，张仲景治疗这个疾病有专方，比如黄芪桂枝芍药汤、桂枝附子汤等方。

脚气病如何治疗

古代治疗脚气病有多种方法，其中以鸡鸣散为主方，只要有便秘的情形，用鸡鸣散治疗一方一个准。组成如下：

【鸡鸣散】

> 槟榔 7 枚　陈皮 30 克　木瓜 30 克　吴茱萸 6 克
> 桔梗 15 克　生姜（不去皮）15 克　紫苏茎叶 9 克

上 7 味，以水 900 毫升，煎取 600 毫升，分温日三服。

此方在鸡鸣时分冷服，一般第三天开始出现腹泻，医书记载"服此药至天明，大便当下一碗许黑粪"，腹泻完豁然如失，效果奇快！

此方来自何处

这个方是我家传用来治疗湿脚气的标准方，疗效显著，但是并不是祖上发明的，而是《朱氏集验方》中的一个方而已。这也再次证明了中国古代医学的伟大与不朽！

除此之外，还有几个备用方：第一种是对有阴虚热者，脉来细小，数，脚疼痛，用竹沥汤。

【竹沥汤】

竹沥 200 毫升　甘草　秦艽　葛根　黄芩　麻黄　防己
细辛　桂心　干姜各 10 克　茯苓 15 克　防风　升麻各 7 克
附子 20 克　杏仁 15 克

以上 15 味药以水 900 毫升，煎取 600 毫升，趁热加入竹沥，分温日三服。

第二种则是对脉浮大，为表证者，用小续命汤，这个方效果非常好。

【小续命汤】

麻黄（去节）10 克　人参 10 克　黄芩 10 克　芍药 10 克
炙甘草 10 克　川芎 10 克　杏仁 10 克　防己 10 克　肉桂 7 克
防风 15 克　附子 20 克

以上 11 味药以水 900 毫升，煎取 600 毫升，分温日三服。

第三种是对脉沉，但是有小便不利的情形者，这种情况下服用越婢汤。

【越婢汤】

麻黄 12 克　石膏 25 克　白术 12 克　附子 5 克
生姜 9 克　甘草 6 克　大枣 15 枚

以上 7 味药以水 900 毫升，煎汤 600 毫升，分温日三服。

14. 鼻炎难愈，多半是郁火，试试经方有奇效

随着工业化进程不断加深，中国环境恶化也不可避免，空气质量、食品安全问题日益凸显，人民的身体状况也有所反映，其中鼻炎这个高发性疾病近些年在不断增多，对于大多数鼻炎患者来说都是非常难以忍受的。

在中医辨证论治中，鼻炎又叫鼻渊，也叫脑漏，治疗方案一般都是通过温化。因为大多数医生认为，鼻通气于肺，是肺之窍，所以很多人从肺论治鼻炎，这就必然会从温化水饮、开窍等方面施治。

鉴于此，大多数中医在辨证论治的基础上，一般会用辛夷花、川芎、白芷、苍术等辛温的药，进行发散，扶阳。大多数情况下，服用这些药之后，鼻炎能够得到一定的缓解，但是不吃药之后又开始复发。

事实上，以上治法只是鼻炎治疗的一个思路，但不是全部，也不是正确的思路。要明白如何治疗鼻炎，必须明白鼻炎是怎么来的。

 人为何得鼻炎

鼻炎其实就是肺的宣发功能出现了问题，其中宣发功能又分两种，一个是肺的发散功能，一个是肝的宣畅功能，两者一起作用才可能顺利发挥肺的功能。

鼻炎的产生有两种可能，一种是肺本身出了问题，这个时候就需要用发散的药，比如麻黄汤、葛根汤等具有发散功能的方，只要用对了效果非常快。

另一种则是肝气郁闭，这个时候还有郁火，就不能纯粹用发散的方法了，必须同时解肝之郁火，才能取得良好的疗效。

在现实生活中，若鼻炎跟感冒没有正确处理，或过多使用一些寒凉的中药或者西药，就可能造成肺气郁闭，肝的疏泄功能出现问题。

经方有何好对策

对于肺气郁闭的鼻炎，一般会使用经方中的葛根汤，如果是过敏性鼻炎，一般在补脾胃的基础上用小青龙汤，效果很理想。

对于绝大多数顽固的鼻炎，选择经方中的柴胡桂枝干姜汤，疗效出乎意外，只不过此种鼻炎必须有左关脉浮滑的情形，如果出现，1方3天多能见效。

 【葛根汤】

> 葛根20克　麻黄15克　桂枝15克　芍药15克
> 甘草10克　生姜15克　大枣15克

以上7味药煎汤，分温日3服，服用后1小时不得吹风，不得洗澡。

 【柴胡桂枝干姜汤】

> 柴胡15克　桂枝10克　干姜10克　黄芩10克
> 天花粉10克　牡蛎15克　甘草10克

以上7味药，熬1小时，分温日3服，对肝胆郁结所致鼻炎者效果很好。

鼻炎并不难治，难就难在辨证正确，我因平时治疗鼻炎有所悟，特此与大家分享。

 ## 15.妇女产后妊娠纹、小肚腩，酸菜帮你解决问题

东方女性与西方女性的差别，不在于开放与保守，不在于黄皮肤与白皮肤，也不在于智商的高低，而在于东方女性整体而言比西方女性保养得好，中国女性普遍善于保养，60岁跟30岁差的只是年龄，而不是相貌。

为何？因为中国文化几千年一直在研究怎么吃，怎么养，目的只为一个，那就是如何才能做到"益寿延年"，如何"面如桃花"，特别是在中医药的伟大宝库

学中医　用中医

中，有很多保养的方法，不管是通过饮食还是服用一定的药，或者用护肤产品。

譬如，对于女性生产之后会出现妊娠纹，西方寻找了很多方法，但是仍然效果有限，但是中国一个普通的习俗就可以达到除妊娠纹，除小肚腩的效果。

妇女经过怀胎十月之后，因为孩子体积不断增大，造成肚子皮肤也被扩充，生产完之后，很多人不能回复到怀孕前的状态，怎么办？

中国有一个习俗，那就是孕妇生产完之后坐月子时要吃一个月的酸菜，当然这种酸菜是非常好的酸菜。因为生完孩子之后，很多妇女都是气血虚，产后需要不断补充营养，所以酸菜需要与猪肉一起腌制，持续吃一个月，之后妊娠纹、小肚腩就消失了。

 ## 为什么吃酸菜有效

在中医的饮食文化中，酸味的药都具备一个特性，那就是能收，"凡药酸者能涩能收"，能够把扩散的东西收回来，对于很多肥胖，皮肤松散的患者，通过适当的酸菜或者酸味药材的疗养，都会得到很好的控制。

 ## 吃酸菜有什么讲究

吃酸菜有两个讲究，一个是量，必须吃上一定的量，才能把怀孕时造成的小肚腩、妊娠纹收住；一个是时机，吃酸菜最好的时机是在生产完之后，过了 3 ~ 7 天的排瘀血期，基本恢复正常之后，开始每餐吃一点酸菜，当然可以搭配其他菜，只不过以酸菜为主。

 ## 为什么刚生产完不能吃

妇女生产完之后，有两个特点，一个是虚，一个是瘀，虚则怕泻，酸味的食物具有泻的作用，吃了对于孕妇元气恢复不利；另外，有瘀血就必须排除瘀血，此时如果吃一些酸收的食物，瘀血就很难排除，故而刚生完小孩不宜吃酸菜。

 ## 为什么酸菜需要跟肉类搭配着吃

酸菜有两个好处，一个是帮助妇女恢复怀孕前的身体状态，另外一个则是妇女生产完之后，必须吃大量的肉类食物，才能弥补身体虚弱的缺陷。但是吃大量的肉，如果没有很好控制，就会造成肥胖，特别是肚子肥胖，而酸菜可以解腻，肉类食物吃多了，就会腻乏，只要吃酸菜就可以减缓这种腻乏。

 此法来自何处

江南很多地区都流行这种吃法，现代人不知道，以为不科学，其实是不了解其中原理。现代生活，越来越脱离传统，其实在饮食方面，传统的食疗食养还是有超人智慧的，大家不宜太"先进"，毕竟我们用了五千年时间去研究怎么吃！

 16. 千年前保胎方，为什么疗效还是那么显著

中医学来学去，最后很容易归结到几个方中。有的医生用神了一个方，对很多疾病都会用一个方加减变化治疗，而且还能获得很好的疗效。比如有人喜欢用柴芩温胆汤治疗抑郁症等疾病，有的喜欢用柴胡加龙骨牡蛎汤治疗失眠等疾病。

很多懂中医或者不懂中医的人对这种现象进行批判。其实各有各的理由，比如很多人批评"古方不能治今病"，但学过中医的人，或者了解经方的人对此就只能"呵呵"了。但是有些人则非常顽固地认为，这是不科学的。

现代社会很多人动不动就剖腹产。其实，如果用古人的养胎方，很多人是不需要剖腹产的。

要说明白，先要搞清楚难产的原因是什么？

对于大多数难产的孕妇来说，主要是因为气血不畅。中医治疗难产，也正是从调理气血入手。

 中医如何调理气血

调理气血有很多方法，对男女老少各有差异，而对于孕妇，中医有一套特别的调节方式。

中医的保胎大原则是胎前清热，补肾，健脾胃；胎后温补，去瘀血。

 胎前用何方

千年前，医圣张仲景用两个方保胎，民间至今流传，足见疗效非凡。其中一个就是当归散。

据《金匮要略》记载：妇人妊娠，宜常服当归散。

 【当归散】

当归　黄芩　白芍　川芎各 500 克　白术 250 克

以上 5 味药，打散，每天服用 3 ～ 10 克，一日两次，只要经常服用就可预防难产。

 此方有何禁忌

此方主要是清热、健脾胃、补气血的药，所以对于所有有外感疾病的孕妇都不适宜，感冒好了之后才可以服用。

17. 妇女不孕不育的克星——百子附归丸

在中医治疗妇科病的过程中，很多医生基本上都是守一个方，通过稍微加减变化就可以达到治疗大多数疾病的疗效，所以每一个人都有自己的一个拿手方，对于不孕不育，中医也有很多名方，如张仲景的温经汤调理月经效果非凡，前文介绍过的五子衍宗丸也是非常有名，这里再介绍一个非常有名的方剂——百子附归丸。

 女性为什么容易不孕不育

对于绝大多数不孕不育患者来说，不孕不育其实就是月经不调，气血虚，只要将气血虚改善，月经不调治疗好，基本上都可以怀孕，所以妇人种子首重调经，而百子附归丸正适于调经。

百子附归丸组成如何

百子附归丸出自《广嗣要语》，名字非常直观，不仅把药方的药物组成写明白了，还把药方的功效表达出来了。

 【百子附归丸】

阿胶　川芎　当归　蕲艾　芍药　熟地黄各20克　香附120克

以上药碾为极细末，用大陈榴一枚，连皮捣碎，加水3000毫升，熬去滓，打面糊为丸，如桐子大，每服百丸，空心陈米醋点沸汤下，日一服。

 百子附归丸效果如何

本方是张仲景胶艾汤加味而成，古人认为"女服此药，调经养血，安胎顺气，不问胎前产后，月事参差，有余不足诸证，悉皆治之，殊益胎嗣"。

对于妇人来说，不管是月经不调还是白带增多，都可以服用，效果非常好。这个方的关键就在于补泻兼施，胶艾汤是非常补的方剂，加上香附之后，理气作用加强，对于妇人来说非常重要，毕竟妇人多郁，香附可以解郁，这是治妇科病的常规方法。

此方有很多人用过，据医书记载：古代太仆史鲍璧，浙江台州人，其妻年三十不生育，忽经事不至者十月，闭经十个月之后，腹鼓大无病容，皆谓妊娠。有一天，忽产恶物盈裤，视之皆败痰精血。其实是一种很严重的疾病，后服此丸，不到一年，生一子。

 注意事项

本方所用阿胶必须是真的，才能达到理想效果，服药期间也要注意休息，凡是吃药不按时睡觉者，神易受伤，效果皆减半！

 18. 不慎堕胎伤重重，古有验方养子宫

随着社会的发展，越来越多人性开放，未婚怀孕，条件不成熟怀孕的事

学中医　用中医

往往都有，很大一部分人都会选择堕胎，堕胎之后受伤的都是妇女，其中伤得最厉害的就是女人的子宫！

 ## 子宫伤害主要表现是什么

对于大多数女性来说，子宫伤害主要表现在内分泌失调、性激素水平不正常，以中医的观点看来其实就是月经不调，有的比较严重，出现崩漏，一个月来两次月经，或者月经来了持续很久等。

 ## 子宫受损的危害是什么

子宫受损的危害，最大的就是不孕不育，这对于一个女人来说简直就是剥夺了做母亲的权利。其次就是内分泌的失调，对人的精神、容貌都会影响很大，所以堕胎后一定要很好保养，才能避免这些伤害。古代有一个用之屡屡有效的验方，久为沿用，那就是神效墨附丸，此方专治妇人因月经不调或者多次堕胎导致无法怀孕的情况。

 ## 【神效墨附丸】

　　香附（米泔水制或童便制）　艾绵各 40 克　茯苓（净白者）

　　人参　当归　川芎　上徽墨各 20 克　木香 5 克　熟地黄 10 克

上面 9 味药，碾为细末，醋糊为丸，如桐子大，每服五十丸，空心好酒下。服用半个月即可见效！

 ## 本方出自何处

本方出自《广嗣要语》，由广嗣要语的作者得之一个道士，今与各位读者分享！

 # 19. 女性生殖器往外凸，其实是一种病

记得以前看海蒂性学报告的时候，海蒂对动物的生殖器做过深入研究，

一开始雌性动物与雄性动物之间的生殖器差别并不是很大，都是突出的，只不过随着进化的推进，雌性的生殖器越来越萎缩，最后变成了阴唇，而男性则保留了这个生殖器。

 ## 为什么生殖器要退化

海蒂提到一个观点，那就是生殖器突出，其实对于女性来说会增加怀孕、生殖和健康的风险，随着自然选择的进行，那些生殖器突出的基因被无情地淘汰了，所以现代女性的生殖器都是内置的。

 ## 生殖器凸出是什么疾病

中医将生殖器突出的疾病叫阴挺，西医将此种疾病叫子宫下垂，是指子宫从正常位置沿阴道下降，宫颈外口达坐骨棘水平以下，甚至子宫全部脱出于阴道口以外，称为子宫脱垂，子宫脱垂常合并有阴道前壁和后壁膨出。患者白带增多，并有时呈脓样或带血，有的发生月经紊乱，经血过多等情形。

而中医则认为"妇人阴挺，或因胞络伤损，或因分娩用力太过，或因气虚下陷，湿热下注，阴中突出一物如蛇，或如菌如鸡冠者，即古之㿉疝类也"。

 ## 如何预防和治疗

中医治疗子宫下垂很简单，就是分两个常见证型，一是湿热下注型，一是中气下陷型，两种类型的子宫脱垂分别以龙胆泻肝汤和补中益气汤治疗，所以古人说"属热者，必肿痛小便赤数，宜龙胆泻肝汤；属虚者，必重坠小便清长，宜补中益气汤加青皮、栀子"，因为女性的子宫疾病必定包含了肝气郁结的情况。

另外，还可以外用蛇床子、乌梅熬水熏洗之，更以猪油调藜芦末外敷，这样就比较容易好了。

另外，子宫下垂其实是子宫肌肉约束能力下降，所以造成无法正常收缩，同理，对于很多生完娃娃或者结婚久了之后阴道松弛的人，也可以用此方外洗缩紧阴道。

第九章

健康杂谈

1. 失眠有几种？有何好治法

说起失眠，每个人都有一肚子的苦水，有些人睡不醒，有些人睡不着，正常睡眠的人很少，有的人梦多，有的人睡了困。

失眠分三种：

一种是梦多，主要是因为肝藏血的功能不能很好发挥，在这种情况下，每天都会做很多梦，睡觉质量不高，针对这种情况，中医一般选择补肝血，比如用四物汤、酸枣仁汤之类的治疗。

一种是胃不和则卧不安，很多人胃不舒服，胃有湿热，或者通降功能不行，就会出现胃不和则卧不安的情况。在这种情况下一般是睡眠浅，稍微有点风吹草动就醒了。这种情况一般是西医说的胃炎之类的疾病，中医在治疗上会使用半夏泻心汤、黄连温胆汤之类的治疗。这也提示我们，如果要睡得好，睡觉前一定不要吃一些刺激性的食物，以免出现胃不和的情况。

还有一种是定点醒，这种就非常危险了。需加以注意，否则可能导致癌症。

比如有的人子时（半夜 23 ~ 1 点）怎么睡都睡不着，这个问题就很大了，因为子时是胆经所注，子时睡不着就代表胆的问题很大，比如很多胆囊炎、胆结石的病人就会出现这种情况，现代生活，很多人晚睡，甚至到子时也不睡觉，这对胆影响很大。中医认为"胆为中正之官"，很多人胆不好，就会缺乏决断力，做事情犹豫不决，对人的事业很不好。

有的人是丑时（凌晨 1 ~ 3 点）定点醒，这种人一般是肝有问题，比如肝硬化、肝炎、肝癌患者都会出现这种情况，如果加以注意很多严重的病都可以提早预防。

有的人是寅时（凌晨 3 ~ 5 点）失眠，这种情况下一般是肺出了问题，这种病人则需要调理肺，就可以恢复正常，如果长期不调理，很有可能出现肺结核、肺癌等情况。

还有的人是卯时（凌晨 5 ~ 7 点）睡不着，一般这种人都是大便不正常，要么便秘，要么经常大便不成形，如果不注意也容易出问题。

很多患肝癌的病人，丑时肯定会失眠，轻重程度就看失眠长短了。失眠长的整个丑时都睡不着，但一过3点就能入睡，表示程度重；失眠短的就是丑时的某个点定时醒来一下，后面又能入睡，表示程度轻。很多肝癌病人，早期都有丑时失眠的情况。

要想身体健康，要多关注睡眠质量；能吃能喝能睡才是健健康康的标准。

2. 感冒了喝白开水？其中自有道理

感冒了，多喝点开水，有中医道理么

男朋友感冒了，女朋友会说多喝点开水，一般朋友也会建议多喝点开水，但女朋友感冒了，如果男朋友也建议多喝点开水，可能她就不开心了。不管如何，喝开水能治疗感冒么？或者只是安慰剂？

感冒了喝开水是谁发明的

是张仲景，没错，就是那位医圣，治感冒的顶级专家，但是顶级专家用白开水治疗感冒是有条件的，比如吃五苓散的时候"多饮暖水，汗出愈。如法将息"，条件则是"太阳病，发汗后，大汗出、胃中干、烦躁不得眠，欲得饮水者，少少与饮之，令胃气和则愈"，并不是所有感冒都能喝白开水治愈。

所以饮白开水治感冒，条件有三："大汗出，胃中干，烦躁不得眠"，如果有其中之一，就可以多饮白开水，就能够治疗了。

白开水是什么药

在中医理论中，水也分很多种，最常见的就是东流水，医书记载：水"味平，无毒。主病后虚弱，扬之万过，煮药"，其实我们食用的大多跟东流水类似，但是没那么好，东流水主要用于疾病之后的恢复，所以对于轻微的感冒，还是有很好的治疗效果。

感冒之后，必定会有出汗、腹泻、呕吐等排异反应，疾病才能很快好起来，而这些反应必然要排出很多水分，这个时候饮白开水就是补充液体了！

什么情况需要补充白开水呢

冬天水盛，我们可以看到鼻子喷出水气，呼吸由空气中摄取水分，水分的含量，身体够用就不口渴，感冒或平时不口渴根本就不须多喝开水。

吹空调时，水分被冷气机吸收，空气较干燥，水分不够，我们会感到口渴，想找水喝，就要多喝开水。

运动后，人因水分消耗过量而口渴，亦会找水喝，乃身体自然的反应，须补充体内液体。

发烧时，口渴想喝水就喝，不口渴、不想喝，表示身体根本就没有需要，就不须多喝开水，反不如煮碗热稀饭加点姜与冰糖，发烧病患若口渴而想喝凉（冷）水，乃有内热（即火气或发炎），即可多喝开水以助降低体温，并解渴，否则会加重病情。

如果刚好是张仲景所说的"大汗出"之后，或者"口干"之后，或者"烦躁不得眠"，在这三个金指标下，服用白开水效果尤其好。

 ## 3. 中医如何指导营养摄入

现代健康专家都喜欢谈标准，比如每个人每天摄入多少热量，摄入多少钙，摄入多少水，每一个营养要素都有一个国际的健康标准，然而现实生活中往往很难做到。

现实生活中的健康标准并非固定的，比如摄入钙的问题，有的人吸收能力差，摄入钙再多也难以吸收，有的人摄入钙之后，排泄比较强，同样也会导致钙不足。有的人排泄钙的能力没那么强，摄入之后就能留在体内，在这种情况下就可以少摄入钙。

在中医的理论中，我们要个体化养生，而不是标准化养生，比如有的人肾虚，就会导致钙的流失比较多，此时只需要补肾，自然就能使人体的钙含量充足。如果有的人是因为脾胃的吸收能力不足，导致钙含量不足，自然就要通过补脾胃的方式增强人体对钙的摄入。

以五脏为核心的中医，如何补足人体营养需求呢

首先要考虑什么样的营养进入哪个脏腑，在这个评价标准中，最重要的就是色、味。中医传统理论认为：青色的入肝，红色的入心，黄色的入脾，白色的入肺，黑色的入肾。

譬如同样是橘子皮，青色的时候就是入肝的，能够疏肝理气，能够解郁，而成熟之后变成黄色的就变成入脾胃了。同样是白菜，白菜的根部是白色的，入肺，但是叶子却是青色的，这个就是入肝了。

又比如，我们经常吃的韭黄，是由韭菜转变而来。本来韭菜是青色的，为什么要变成韭黄才吃呢？因为韭菜很补肾，如果是青色的，具有生发之性，与补肾需要的收藏之性不相合，另外就是，本来韭菜就容易补太过，再加青色的生发，就更容易太过了。

不同脏腑的虚实需要不一样的补泻

肝是主筋的，最怕拘挛，这个时候就需要吃甘甜的食物来缓之；肝属木喜欢条达，就可以食用辛的加以发散，所以说辛味的可以补肝。酸味的可以泻肝，是什么意思呢？比如很多高血压患者都是肝实，这个时候就可以吃酸的泻一泻。

心脏主血脉，最怕的就是缓慢无力，这个时候就需要吃酸的收一收，这样就可以缓解心脏的不适。但是心脏喜欢柔软，最怕血管出现了硬化，就需要吃咸味的东西软坚，急食咸以软之。体现在现实生活中，如果不吃盐的人就没有心气，如果血管不柔软就会出现人体无力。

所以对于心脏来说，咸味是补，甜味是泻。

脾主四肢，最怕的就是湿气困脾，所以这个时候人就喜欢吃苦的东西，因为苦的可以燥湿，可以健脾。当然，脾也喜欢柔缓，这个时候就需要吃甘

味的食物，稍微缓一缓。对于脾胃来说，甘味的食物是补的，脾胃虚的人可以多吃，这也是为什么肥胖的人大多气虚的原因。苦味的食物还能泻脾气，一个人脾气大，如果给他吃点苦味的东西，就没有脾气了。

 ## 4. 为什么喜欢吃甜食的人容易长胖

因为喜欢吃甜食的人有很多是脾胃虚的，所以就会本能地摄入甜味进补，脾胃虚自然就会造成气虚，也就是人体转化的功能变弱，这个时候就会将摄入的营养转化成有形的肥肉。如果人体的脾运化正常，吃进去的就会直接变成人体活动所需要的能量，而不是长肉！

肺属金，最怕的就是火来克金，所以肺喜欢苦味的药泻火，肺本身的职能是肃降的，所以喜欢收，而酸味的食物具有收敛的功效，这个时候就可以用酸味的药对肺进行补益，而辛味的药就可以泻肺气。

酸味的食物，对于肝来说是泻的，对于肺来说是补的，所以每一个口味的食物都有针对性的作用靶点。

肾主水，最怕的就是干燥，所以人就需要吃一些润燥的食物，而辛味的食物具备润燥的功能。肾又是作强之官，所以也喜欢坚，这个时候就必须吃苦的东西，因为苦的药可以坚阴。所以对于肾来说，苦味的药是补肾的，咸味的药是泻肾的。所以吃咸味的东西过多，或者口味重的人更容易肾虚。吃苦味多的人一般肾气相对更足。

对于每一个人，某种口味的食物吃得过多，就容易造成某个脏腑出问题；同理，某个脏腑出问题了，也可以通过调节五味的摄入加以治疗。

 ## 5. 为什么肾虚越补越虚，一个饮食习惯或成罪魁祸首

在中医的理论框架内，五味对应五脏，分别对五脏有不同的作用，如此

则把世间所有药的性质都包括了。比如苦味入心，酸味入肝，辛味入肺，甜味入脾胃，咸味入肾，其中根据五味的性质，分别对五脏有不同补泻作用。

咸味是每个人必须吃的，但是吃过了将会引起很大的反应。五味之中，我们必不可缺的就是食盐，几乎所有的菜肴都会放食盐。一方面，是人体真的需要食盐，我们知道久了不吃食盐就会嘴发淡，有的人会有心脏不适，所以适当的盐还是必要的。但另一方面，由于我们吃盐的方式方法不对，很容易对身体造成伤害。

 ## 食盐有什么好处

咸味的药有软坚、泻实的效果，所以食盐也具备这些作用，所以食盐可以"治结核积聚"，如果有实火，也可以吃食盐泻一泻，这种情况经常在火伤中使用，医书说"凡汤火伤，急以盐生掺之，护肉不坏，再用药敷"。

另外，咸味能够软坚，也是心脏所喜，即"心欲软，急食咸以软之，以咸补之"。咸味也可以泻肺，所以可以治疗"痰饮喘逆"，然而吃食盐过度，也会造成很大的伤害。

 ## 食盐过度则害五脏，于肺肾尤甚

其一，咸味伤肺。《证类本草》认为"西方、北方人，食不耐咸，而多寿少病，好颜色。东方、南方人，食绝欲咸，而少寿多病，便是损人，则伤肺之效矣"，正是因为盐伤肺，所以令人容颜失色、肤黑。吃多了咸味的东西，对人的皮肤有损害作用，对肺也有损伤，所以建议肤色偏黑者口味宜淡。

也正是因为这样，所以哮喘病者最忌食盐，日常生活中必须注意，食盐可以刺激气管，使人发哮喘病。

其二，咸味泻肾。所以很多肾结石的病人会用青盐，而很多肾虚的人都是口味重，菜中放盐比较多，这种习惯一旦形成，将长久破坏肾脏，泻肾气。所以很多时候，肾虚的病人吃药的禁忌之一就是不能吃厚味，需要吃清淡一些。

其三，可以致口渴。《黄帝内经》曰：咸走血，血病毋多食咸。食咸则口干者，为能渗胃中津液也。所以糖尿病人忌多吃盐，因为本来糖尿病人就口渴，再多吃咸味，就会加重病情。

正是因为食盐有以上弊端，所以古人一再告诫我们"凡血病哮喘、水肿、消渴人为大忌"，所以食盐是好物，但需适度。

☯ 6. 吃蟹有三忌，别忘了用这个解毒

每年秋天，肥美的蟹成为可口的盘中餐，让人垂涎三尺。但是吃蟹有讲究，随便吃，胡乱吃容易出问题。

有一次，薛宝钗等邀请林黛玉赏菊花，吃螃蟹，吟诗作对，但是林黛玉吃了两口就不吃了？为什么？因为林黛玉得了肺痨，是阴寒性的疾病，蟹正好也是阴寒性的食物，吃多了就容易腹泻，病情加重。所以王熙凤说"回来吃螃蟹，恐积了冷在心里"。

吃的时候也有讲究，必须是热吃，不能冷吃，王熙凤等吃蟹的时候都是趁热，王熙凤还对下面的人说"螃蟹不可多拿来，仍旧放在蒸笼里，拿十个来，吃了再拿。"

不过，他们吃蟹也知道用汤水解毒，平儿说去拿点酒，凤姐却吩咐要多拿点姜醋，可见姜是一味非常好的解药。不过，姜是辛辣的，未必都喜欢吃，医书上记载还有两个非常好的**解蟹毒的方法，一个是用紫苏，一个是用藕节**，这两个都是非常好的食材。

以上是吃蟹的普遍禁忌，但是对于一些特殊人群来说，还有三忌：

第一忌，孕妇不可吃蟹爪。"蟹爪堕胎，产难及子死腹中者，服蟹爪汤即出"，孕妇最怕的就是活血化瘀，而在蟹身上，最好的活血化瘀之药便是蟹爪，所以孕妇在吃蟹的时候要多加小心，蟹爪千万不能吃，也不能放在一起煲汤。

第二忌，胃寒者不可吃蟹。因为蟹是寒性的，脾胃虚寒者吃了蟹之后就容易出现腹泻的病症，吃下去还不如不吃好。

第三忌，有内风者不能吃蟹。医书上说螃蟹"寒胃动风"，所以胃寒而有

内风者不可吃。所谓的内风就与现在的高血压、高血脂类似，所以高血压、高血脂者还有胃寒者尽量不吃蟹。

如何判断胃寒，胃热？

一般来说，胃寒之人胃口一般，四肢容易冰冷，胃热之人容易四肢温暖，胃口大，以此为辨！

 # 7. 什么运动最能除湿气？中医教你如何运动才最健康

在中国的文化观念中，动与静是永恒的话题，不同的时代，不同的学术偏好，就会有不同的动静观。对于中医而言，人要健康就得动静结合。

 ## 中医理论中有"五劳"

久卧伤气

人躺在床上休息能够恢复体力，但是一旦过度就会出现伤气的情况，何谓伤气？就是整个人没有气力，浑身软绵绵的，胃口也大减。加之久卧之人往往心情不爽、相思难解，所以还会伤脾胃，因为脾主思虑。

久视伤血

对于大多数现代人来说，都是久视，因为现在的光污染太严重了。光污染主要针对的就是人体的眼睛，而眼睛为肝之窍，目光过度耗散就会使得肝不藏血，使人体出现肝阴虚。另外，肝藏魂，如果有光线，眼睛就不能回视，魂不能收，此时就会出现魂不归舍，导致不能入眠，所以一般情况下，睡觉一定要关灯！

久立伤骨

对于经常站立的人来说，最容易受伤的就是骨头，尤其是膝盖，因为站得越久足底涌泉穴承受的压力就越大，对肾经的损耗就越多，而肾主骨，伤肾就是在伤骨。

久坐伤肉

坐着最大的坏处就是压迫脾经，使脾经的气血不能很好疏通，这样就会造成脾受伤，脾受伤自然会损伤脾所主的肌肉了，所以坐久了就必须稍稍改变姿势，或者站立一会儿。

久行伤筋

行与走有区别，行是散步，走是跑步，现在流行的是每天走一万步，这个非常有意义，如果超过一万步就有久行伤筋的可能了。另外，散步是非常有利于脾胃的，因为四肢的适当运动刚好可以使脾胃得到锻炼，因为脾主四肢。

其实每一种运动都必须均匀搭配，不然就会使人全身不适，其中睡觉是卧，散步是行，办公是坐，看电脑是视，我们唯独缺少的就是站功。所以我们最缺乏的不是卧，不是坐，不是行，不是视，而是立。

对于大多数白领来说，站桩才是最好的养生方式！因此，我建议大家练习站桩，站桩能够很好地弥补平时站立时间缺乏的弊病，也可以引气下行，具有补肾的作用，肾气足了，自然湿气就消除了！

人体身上的水液代谢与五脏六腑都有关系，所以要排出身体多余的湿气，最好的方法就是五种运动结合，各保持一段时间，但是对于现在的人来说站桩无疑是最需要的！

☯ 8. 月经提前好还是推迟好？如何延迟更年期的到来

很多女性对月经不了解，总是疑惑每个月流血对人是不是不利？流血多了是不是就容易血虚？甚至有人觉得，是不是月经推迟，两个月来一次就会气血更旺，能够延迟更年期的到来？

要搞清上述说法正确与否，首先必须明白月经的原理，只有明白了原理之后才能更好地指导养生。

月经是什么

《黄帝内经》有记载："女子七岁，肾气盛，齿更发长；二七而天癸至，任脉通，太冲脉盛，月事以时下，故有子；……七七任脉虚，太冲脉衰少，天癸竭，地道不通，故形坏而无子也。"

对于绝大多数人来说，14岁左右就会有第一次月经来潮，到了七七四十九岁之后，就会有所谓的"太冲脉衰少，天癸竭"，这个时候就是我们所谓的"更年期"。其实，人有两个更年期，第一个是年轻的时候，所谓的"青春期"，女的是14岁左右，男的是16岁左右，这个时候随着性发育成熟，性激素水平增高，会出现很多叛逆心理。

另外一个就是到了老年，女的是49岁，男的是64岁左右，这个时候开始出现很多问题，主要原因还是性激素的水平发生了变化。

然而，对于中医来说，性激素就是所谓的天癸，其根本原因就是"太冲脉"的盛衰，就是肾气的盛衰。

为什么会有青春期的提前到来

现代很多孩子因为营养过剩，出现了月经来潮提前，男性的青春期提前，这些都是因为肾气提前充足的原因。用西医的思路看是吃了含大量性激素的食物，在中医来说就是肾阳得到了激发，很多含有大量性激素的药物都具有补肾阳的作用。

如何才能推迟更年期的到来

其实，中医所说的天癸竭的时间并不是一个绝对值，而是可以改变的。现实生活中，有的人身体好就不会在49岁出现天癸竭。

天癸能不能持续的身体结构基础就是太冲脉是否充盈，而太冲脉是否充盈的物质基础就是肾气是否充足。

所以要推迟天癸竭，又要保持健康的身体是可以的，只需要保持肾气充足。

 如何保持肾气充足

对于大多数提前来月经的人来说，一般是热性体质，肾阳过剩，所以这种情况需要滋肾阴；对于大多数月经推后的人来说，一般是寒性体质，这种人则需要补肾阳。

所以，要保持或者延迟更年期的到来最好的方法就是在保持月经不前不后的基础上进行补肾，但如果有比较严重的月经不调，还是建议选择好的中医进行调治。

 # 9. 什么样的疾病会遗传？中医怎么看

曾有人问我甲状腺肿瘤会不会遗传，我觉得很突然，为什么会问一个中医大夫遗传方面的问题。不过以我看来，这种疾病按照西方医学的理念，是不会遗传的。但是，如果按照中医的理论，这种疾病是会"遗传"的，只是上一辈的人未必得的这种疾病，或者说下一辈人出现这种病的概率也很低，但是会得类似的疾病。

西医通过观察发现，有些疾病或者特征是会遗传的，比如单眼皮，比如一些染色体病，而另外一些疾病则不会遗传。可以说，在现代医学的体系内，绝大多数的疾病都是非遗传性疾病。

但是中医却刚好相反，中医认为绝大多数的疾病都是会遗传的，但是这种遗传不是西医意义上的遗传。何谓也？

比如经常碰见一家人，祖父心脏病，父亲心脏病，儿子也是心脏不好，这就是一种遗传。另外，经常发现某家族成员都容易犯肝病，有的是肝炎，有的是肝硬化，有的是肝癌，总之都是一类疾病。

中医如何认识"遗传"病

中医是以五脏为核心的理论体系，跟西医以分子为基础的理论体系是完全不同的，所以中医所谓的遗传疾病也跟西医的遗传疾病是不一样的。

正是因为这种宏观的生命观，决定了中医所谓的遗传疾病是一种大概率的统计学意义上的遗传。一个家族，如果有很明显的某个脏腑缺陷基础，那么整个家族的成员几乎都会呈现类似的疾病，比如肾脏病，比如肝脏病，至于什么时候暴发就看身体的状态了。

10. 如何保持年轻，心态重要还是身态重要

追求永恒价值永远是人类的一个命题，自古以来的人都在追求不朽，不管是中国还是西方，不论中国道家所追求的长生不老，还是现代的整容术或养生术，都在追求这种生命状态，而中医正是汇聚了其中的精髓。

如何能够活得更久、更好，如何保持年轻，一直是中医人的一个终极目标。

 年轻是什么因素决定的

如果从气色上来说，人的面部气色是由心决定，所以年不年轻首要的因素就是心神旺不旺盛，如果心神旺盛，整个人就充满活力，自然就在气色上年轻了许多，所以年轻首要的是心态、心神。

除了心神，其次则是生理，很多人年老，首要因素就是生殖能力没了，没有了性激素，对生活没有了激情，所以年轻的第二步就是保持充实的肾气，保持良好的肾功能，只有这样才能有充足的力气来"折腾"，才能保持持久的良好心态。

除此之外，还有一个保持年轻的要素，那就是脸部的气润，在中医的理论框架内，脸部的气色主要表现在足阳明胃经的气血充足上，所以要有姣好

的面容必须拥有一个粉嫩的脸庞。

 如何保持心神旺盛

第一是心态，要有年轻的心态，年轻的心态最重要的体现就是凡事往好处想，积极健康。

第二是需要有足够的心气，心气又由脾胃之气决定，所以要有好的脾胃。

第三则是需要有足够的心血，只有睡眠好，心血才足，心血足则可以舍神，这样心神才足。

 如何保持肾气足

肾功能分两个部分，其一是肾阴，只有肾阴足才能很好地收藏，才能很好地保持力量；其二是肾阳，只有肾阳足才会思男女之事，对生活充满激情。

 如何保持胃气足

保持姣好的面容最重要的就是要有胃阴，胃阳还不是那么重要。胃阴足才能使脸部不长斑，脸色红润，在中医里面很多甘润的药都具备滋胃阴的作用，比如我们经常吃的甘蔗、蜂蜜就具备滋胃阴的作用。

总之，良好的心态，心肾功能良好（主要表现在睡眠上，所以睡眠好，人才不会老），胃阴充足，一个人无论如何都不会很老。

 11. 如何进补，看看温补名方如何说

中医药治疗疾病非常灵活，要补有补，要泻有泻，要发散有发散，要收敛有收敛，全部问题都可以灵活运用药方来治疗，只要选对了药，就可以治疗疾病，这里先通过一个千古名方来解析如何进补。

随着生活水平越来越高，大家对饮食健康的要求也越来越高，人民的寿命也越来越高。按照中医"邪气盛则实，正气夺则虚"的理念，凡所有病皆是虚病，所以养生主要的方向就放在了补身体上。

 ## 虚有多种，各有补法

中医理论内，人身分多种组成成分，按照阴阳分则有阴虚、阳虚，按照气血分则有气虚、血虚，按照五脏分则有五脏阴阳气血虚，绝大多数情况下都是按照五脏阴阳气血虚来论治。

面对五脏阴阳气血的虚衰，有多重方法，但是一定有一个不可逾越的黄金法则，那就是补身体必定要先由脾胃入手，如果脾胃没有非常好地消化吸收，即使是服用再好的药也很难取得疗效。

 ## 补脾胃一定要兼滋润

补身体的第一位则是补脾胃，补脾胃的实质其实就是补气，比如人参、黄芪、白术等，都是补气兼补脾胃。补气的药具有清轻的特性，补得太过会出现上盛下虚，出现上火的现象。所以在这种时候就一定需要濡润之药来制衡，比如黄芪补气，若加一点当归，就不会出现上火的情形了。

 ## 补阴阳必定要阴中求阳，阳中求阴

中国古典哲学认为，阴阳之间存在着互根互用的关系，比如阴虚的人滋阴，但是不能一味滋阴，阳虚人扶阳，又需要在扶阳的同时兼顾滋阴，这样才可以达到好的治疗效果。

 ## 中药温补的典范——人参养荣丸

读过红楼梦的人都知道，林黛玉得了肺痨，也就是现代的肺结核，刚进贾府就被呵护，贾母吩咐太医给她做了上好的人参养荣丸。在用滋阴法治疗肺结核流行的清代，能够写出这样的治疗手法来，可见曹雪芹的水平是非常高的。

人参养荣丸的作用其实就是养荣，补脾肺之气。荣气在中医的观念内就像现代的营养，营气对人体的作用就是提供各种营养，可以造血，可以生成人体的各种物质，林黛玉得了肺结核，瘦骨嶙峋，服用人参养荣丸进补，是非常合适的。

人参养荣丸的原理

人参养荣丸由四君子汤、四物汤加黄芪、桂枝、远志、陈皮、五味子，去川芎组成，由中医的经典方剂黄芪建中汤化裁而来，可以补气、补血、扶阳、滋阴，四者皆可，另外又主要偏重于补气、扶阳，算是温补的代表方剂。

如何使用人参养荣丸

人参养荣丸的适用范围很广，第一：胃口不佳，精神不好，大便糖泻；第二：有阳虚倾向，四肢不温，嘴唇泛白等；第三：有虚劳情形，所谓的虚劳就是不耐劳，工作一会儿就会出现犯困的情形，或者脑子转不动，或者身体不想动。

如果上述几种症状都有，服用人参养荣丸，可以说效果立竿见影，如果只有一两种症状，服用也会有很好的效果。

12. 进补有讲究，要分五步，才能药尽其用

大多数人对中药的依赖，主要体现在养生上，现代很多人对中医看病没有信心，这一方面说明整体的中医医生水平有所下降，另一方面则说明中国在上层建筑层面真的西化很严重，有一种唯西方马首是瞻的感觉。

养生的主要方法又表现在进补，服用保健品上，然而流行的进补方法其实是非常低效的，根本没有按照中医的思维来，如果肾虚就补肾，那需要专业医生做什么？这里就跟大家聊聊如何进补，主要分五步。

进补第一步

需要补的疾病一定是虚性疾病，是持久性的疾病，是在里的脏腑出了问

题导致的。所以实性的、表证疾病，如感冒等在表的疾病是不可以补的。

进补的第一步就是要辨别到底有没有外感，有没有感冒；有没有尿道感染或者肺部感染，如果有这些情况还进补，就会适得其反了。

 进补第二步

进补的第二步就是要注意患者本身是否有中焦不开，通俗地讲就是脾胃是否合适，胃口大不大，如果没有胃口，就不能进补。需要先开胃，然后才进补。

中医认为饮食入胃之后，经过脾胃的运化才能进入人的身体，然后分布在五脏六腑，成为五脏六腑之津液、精气。

 进补第三步

进补除了脾胃要好，或者先补脾胃，还需要考虑到身体经络是不是通畅，比如很多有瘀血的人，动不动就会上火，只要吃点补药，不管是补脾胃还是滋阴的，都会出现上火的情形。

对于这种情况，首先必须通经络，唯有如此才能使进入人体的营养很好输布到身体各个部位。

 进补第四步

在进补的时候，需要考虑气血、阴阳之间的平衡，比如现在很多人开方，逢肾虚就会上大量滋补肾阴或者肾阳的药，一味补肾阴或者肾阳都容易导致身体失衡，导致疗效不明显。

补气的同时也需要补血，因为中医认为血为气之母，纯粹补气不补血，效果也不好；补血的同时也要补气，因为气为血之帅，没有一个帅在，血就没有了大方向。

 进补第五步

在考虑完了以上几个问题之后，再在此基础上加一两味补脏腑的药，比如补肾一般在考虑完以上四步之后，肾阴虚则加点熟地黄或何首乌，如果是肾阳虚则加点菟丝子、肉苁蓉，大虚则加肉桂、附子。

在进补的时候，如果综合考虑以上几个要点，一般进补的疗效是非常好的，如果没有考虑以上要点，很多疾病不补还好，补了反而更加难受。

13. 转基因好处虽多，中医认为有三大隐患，种族安全首当其冲

关于中医如何看转基因的问题，很多人表示中医没有发言权，对这个我表示很纳闷，认识世界可以有多种方式，并不是单一的，正是因为如此才会有所谓的多元化社会，才会有萝卜白菜各有所爱的社会特性！为什么中医不可以指导认识现代科学？

 ### 中医如何认识转基因

中医把世间万物都看成一种药，百草是药，矿物是药，动物也是药，为什么？因为中医认为世间无非阴与阳，每一种物体都有性，通过用药物之性就可以改变人之性，达到治疗疾病的效果。

 ### 人为何生病

人之所以生病，其实就是人性出现了偏颇，人有一个正常的性，那就是中和，中和之性是最健康的性，人生病了就是因为失去了平衡，阴阳不平衡了，五行不平衡了。

 ### 转基因食物到底有什么危害

第一点是通过转基因之后，水稻、小麦的性发生了改变，对人的体质会有很大的消极影响。

大家都知道，水稻在中医理论看来是平性的，小麦是稍微带点温性。南

方热，还湿气重，所以食用水稻，有利于身体健康。北方寒冷，所以北方人食用小麦会感觉好一些。然而，主食有偏性，对人体的危害还是有的。

转基因改变水稻、小麦之性后，人还是一日三餐，自然而然就会减短寿命，因为主食的性发生了偏向。

第二点，中国人经过几千年的实践才确定水稻、小麦的主食地位，并且发现水稻是最好的食物，没有什么偏性。如果转基因消灭了原来的水稻，而这种偏性的转基因水稻成为我们的主食，我们的人均寿命势必下降，生殖能力势必降低，存活力势必减弱。

第三点，转基因食品一旦大行其道，原来的不具备生长优势的作物势必被人工淘汰，对于水稻等植物来说就是种族灭亡；对于人类来说，转基因的自然繁殖能力一代不如一代，外加其药性由原来的"平"性，变成了温性或者大寒，则对人的生殖能力会有非常大的杀伤。几百年后，人的生殖能力被毁灭，则人这个族群也将面临种族灭亡的风险。

所以，还是这句话，要搞转基因，但是不能在跟人类生存最密切的水稻、小麦身上做，而是从影响小的开始，逐步研究，谨慎对待，唯有如此才能对得起我们的祖先花费几千年给我们选出的食物，才对得起我们的子孙，让他们遗传我们的优良基因。

 # 14. 嘴里发咸或有辛味，是因为吃多了盐或辣椒么

很多人都知道，口苦、口酸是身体出了问题，现在问题来了，口咸、口辛算不算病，这种病重不重？

我很严肃地告诉大家，口咸、口辛也是一种病，而且病得不轻，这并不是吓人，且听我慢慢道来。

 ## 口咸是什么病

对中医五行有所了解的人都知道，咸味入肾，甘味入脾，苦味入心，酸

味入肝，辛味入肺，如果这五味不能入五脏，人体就会出现相应的口味。比如心火太旺，导致苦味不能入心，这个时候我们就会用黄芩泻心火和肝胆之火，口苦就可得以治疗！

同样，口咸也是五脏之中的肾脏出了问题，肾之液上泛，导致嘴咸。

口咸怎么治疗

六味地黄丸加五味子、乌贼骨，其中的六味地黄丸主要是滋肾阴，而五味子可以滋补肾水，乌贼骨是咸味的中药，可以软坚。

口辛是什么病

五味入于人体，最先进入脾脏，通过脾脏再进入其他脏，如果其他四脏出了问题，就会出现相应的味。口中辛辣，其实就是肺脏出了问题所致。

口辛如何治疗

口辛的治疗与口咸类似，只需要补肺就行了，中药方剂中有一个方专门治疗肺气虚，那就是生脉饮，也叫参麦饮，由人参、麦门冬、五味子组成，对于肺气不足，肺津消耗的人有非常好的作用。

治疗口辛，就在参麦饮的基础上加地骨皮、桑白皮、黄芩，补补肺，清清热就可以达到很好的效果。

也许对于这些说法，很多人闻所未闻，觉得不可思议，其实，中医就是中国文化的"察几之学"，只要身体有一些反应，就可以知道整个身体的状态。

15. 子宫肌瘤一定要手术切除吗？试试中药吧

一说起子宫肌瘤，大家都闻瘤色变，觉得是非常重的疾病，好像自己和死神就差一厘米的距离，然而很多有子宫肌瘤的人活得好好的，而且还有的生出了健康的宝宝，现在还在健康地生活着。

我第一次接触所谓的子宫肌瘤是在上学期间，当时有一个一起考研究生的学友患了子宫肌瘤，而且她以前还堕过几次胎，但是三年后，她结婚了，生了一个大胖小子，健康快乐地活着。

后来，有一个朋友的女朋友也经常身子不舒服，月经不调，特别是出现不规则出血，朋友请我帮她调理，吃了不少药，月经不调治好了之后，不知不觉就怀上了，于是只能给她开安胎的药，不久生下来一个小闺女，也很健康。

这两个例子都是我非常亲近的人的，所以说起子宫肌瘤根本没必要害怕，只需要根据中医的辨证论治调理，自然能够健康活着。即使有子宫肌瘤，只要人体相对健康还是不会影响怀孕生小孩。

还有一个朋友，因为朋友介绍，找到我，也是因为子宫肌瘤、乳腺增生等各种疾病，做过一次手术，切除过，但是后来又生出来了，医生还是建议她做手术，但她觉得这样难以根除，于是就选择用中药。

她一开始来我这里把脉，我发现她的脉象有左关浮滑，肝气郁结非常严重，而且经常非经期出血，是非常典型的子宫肌瘤和乳腺纤维瘤综合体，所以比较棘手，我先给她止血，然后再疏肝解郁，并以补脾胃温阳为主，经过三个月的治疗，基本痊愈，她也没有不舒服了，去检查也说没多大问题了。

在治疗的过程中，对乳腺疾病一般偏向于解肝郁，多用柴胡类方剂，比如柴胡桂枝干姜汤、四逆散等，但是一定要扶正气，不然效果始终不理想。

子宫肌瘤其实就是中医的月经不调、崩漏的结合体，只要调月经，活血化瘀补肾基本就可以治疗，在临床中治疗子宫肌瘤最常用的方剂就是桂枝茯苓丸、温经汤，一般情况下都会在桂枝茯苓丸的基础上加上补肾、健脾的药，疗效非常可观。

所以，大家对子宫肌瘤没有必要害怕，根本就没什么可怕的。其一就是，人即使有子宫肌瘤也可以健康地活着，能够生娃娃啊；其二就是，只要元气不败，子宫肌瘤是非常好治疗的，也没有必要用西医的方法做手术，做手术一次可以，下次又长出来怎么办？再做，再长，究竟什么时候才是尽头？

 ## 16. 为什么晚餐吃得越少，生命质量越高

在佛教养生中有过午不食的讲究，对于很多人来说，过午不食确实是一种非常好的方式，我家族里面有一个婆婆就恪守这个养生之道，一直活到九十岁也没什么疾病，不少长寿之人的养生秘诀也是过午不食。

从西医角度来说，人体的新陈代谢从凌晨 4 点开始加速，在下午 4 点到达最高峰，人体的体温其实也是追随这个节奏，必须得到营养的补充。这就是我们必须吃早饭和午饭的理由。但是从下午 4 点开始，到凌晨 4 点为止，人体的新陈代谢逐渐下降；因此晚上最好不要给新陈代谢加油。

按照中医的理论，体温其实就是代表着阳气的盛衰，随着体温的升高，人体阳气旺盛，自然就能推动人体的气化，就必须吃更多的东西；随着体温的下降，人体阳气低下，吃更多东西就会凝结下来，中医所谓的"阴成形"，所以大多数的胖子都是晚餐吃得太多造成的。

 ### 为什么过度晚餐对人的危害那么大

其实深入研究会发现，人体有一个明确的分工，食物的消化是跟消化系统密切相关的，吃东西一般是在消化系统高强度工作之时方能达到最好的效果。

十二经络之中，跟消化有关的经络有胃经、脾经、大肠经、小肠经，然而这四条经络在气血流注的过程中都是白天，分别从早晨五点到下午三点，三点之后再也没有一个消化的器官在满负荷工作。

所以晚上吃饭，其实就相当于将打铁的工作派送给砍柴的樵夫，你说樵夫累不累？

吃进去的食物，本来是交付给脾胃大小肠消化的，但是最后却交给了心包经，交给了三焦经，交给了胆经，所以现代的疾病，以这三条居多（心包

经对应心脑血管疾病，三焦经对应内分泌疾病包括糖尿病，胆经对应高血压、高血脂）。

另外，中医讲究六腑以通为用，所以很多吃进去的东西如果停留太久就会造成六腑积累，肠胃不健康。白天吃进去的东西很快就经过新陈代谢排出体外，但是晚上吃进去的食物，因为脾胃功能此时比较低下，食物残渣停留在体内过久，自然就会伤害人体。

 ## 17. 狂犬病无药可治吗？中医告诉你真相

在农村被狗咬是一件很正常的事，我小时候还非常常见，自己也被狗咬过，都是用中药简单处理就好了，并非大家想的那样，被咬之后会得狂犬病而死。

 ### 狂犬病有什么症状

狂犬病患者有特有的狂躁、恐惧不安、怕风怕水、流涎和咽肌痉挛，最终危及生命。

在狂犬病中非常突出的症状就是：胡言乱语、狂躁、怕水、发烧，其实这种疾病在中医看来就是一个瘀热互结证。

一般情况下，有腹部疼痛拒按，或见水恐惧，或见恶露量少而色紫暗；或见恶露不下，月经痛或闭经，舌干口燥，大便燥结，小便短赤，面色无华，甚则肌肤甲错，或有青紫斑，指甲青紫不荣，或神疲乏力，舌质紫暗或舌边有瘀点，舌苔黄燥。

 ### 中医经典如何解释

其实这种情况在《伤寒论》中就有记载，"太阳病六七日，表证仍在，脉微而沉，反不结胸，其人发狂者，以热在下焦，少腹当硬满，小便自利者，下血乃愈，所以然者，以太阳随经，瘀热在里故也。抵当汤主之。"

这个方就是专门治疗余毒在血中的专方，所以叫抵挡汤，也可以用《金匮要略》中的下瘀血汤方治疗。

这种疾病也是非常有名的蓄血症，只要将瘀血去掉即可，但是除瘀血务必除尽。

怎么服用下瘀血汤

在服用时，一般将汤改为散剂，因为这样作用时间才会长，药效才能够得到保障。以桃仁、大黄各 11 克，土鳖虫 7 只，共研末，加蜜 11 克，老酒一杯，水煎，连渣服用不拘剂数，小儿减半，孕妇不忌。

初服大便泄下如鱼汤、猪肝状，小便如苏木汁，药力尽则大小便正常，仍须继续服之，要以大小便清楚无恶物为度，不可中止，恐余毒为患，以至复发。

如果非疯狗所咬，则大便仅见溏泄而已。

18. 为什么补点儿就"上火"？如何防治

瘀血对于每一个人来说都是非常可怕的存在，很多疾病都是因为瘀血重引起的，基于此，清代有一个医生叫王清任，专门研究瘀血，将很多疾病从瘀血的角度考虑治疗，能得到很好的效果。

瘀血的存在非常普遍，主要有以下三大特征

一是经常性健忘，有的人记性不差，但是很健忘，经常钥匙拿在手上，还需要找钥匙。一般记性不好是因为肾虚，但是健忘却是因为瘀血。有瘀血还会形成思维反应慢，脑子转动不快。

二是固定的地方疼，瘀血存在的情况下经常会在固定的地方疼痛，比如左下腹股沟就是最常见的部位。

三是会出现肌肤甲错，皮肤粗糙，对于很多爱美的人士来说，肌肤甲错其实是瘀血导致的，但是很多人却选择使用护肤霜，这种情况下就会出现南辕北辙，治标不治本。

补药补的是什么

对于大多数人来说，气血是根本，一般虚的人就会选择补一补气血，不管是补肾还是补脾胃还是补心肺，其实都是在补气血。

在服用中药补气血的时候，因为气血足了，而有的时候又经脉不通畅，就会出现上火的情形。因为经脉不通畅，就会出现局部气血过剩，"气有余便是火"，于是就出现了上火。

有瘀血怎么办

对于很多人来说，瘀血是经常出现的，有的高烧会产生瘀血，有的人气血虚也会产生瘀血，有的妇女月经时也会产生瘀血，所以瘀血无所不在。

有瘀血就需要活血化瘀，一般来说活血化瘀可以用仲景的桂枝茯苓丸，这个药是非常好的，能够治瘀血之本。

如果不行，则可以选择三七，三七是活血化瘀的王者，能够活血补血化瘀，但是鉴于其泻的药性，最好结合一些补药服用。

根据中医血为气之母，气为血之帅的原理，活血化瘀最好能够加一点儿气药，比如加入党参或者人参一起服用，这样就可以非常好地发挥三七的作用了。

19. 头皮屑满天飞，到底是怎么回事

头皮屑是困扰很多人的日常小毛病，其中有一些头皮屑是因为使用的洗发水效果不好导致的，这种头皮屑对于人来说是非常正常的，还有一些头皮屑则是由于人体本身出了问题，如不注意，就会出现严重的问题。

头皮屑多，说明大脑负担大

现代医学认为头皮屑的产生是一般的皮肤污垢，也就是表皮的角质层不断剥落产生的，也是新陈代谢的结果。头皮屑过多，毛孔被堵塞，就造成毛发衰弱状态，容易导致细菌增殖，而刺激皮肤产生头痒问题。

其实按照常理理解，头皮屑就是人体产生了太多的污垢，从大脑排出来，从另外一个思维考虑，则是大脑中污垢之气太重，所以头皮屑其实就是人体大脑皮层的代谢产物，而对于中医来说，无非是气滞或者血瘀。

头皮屑太多，则说明大脑血瘀厉害，这时会严重影响人的思维，影响大脑的工作效率。所以很多人思维转不过来时，头皮屑就非常多，而一般人只有少量的头皮屑。

 ## 头发油代表什么

除了头皮屑，还有的人头发很油，这说明什么？头发油，其实就是头发气很充足，但是并不是人气充足，这种充足往往是因为工作太重，气集中分布在头部，所以出现头发油，一般都是因为气不能正常升降，而气升降的功能又主要表现在脾胃上，所以很多头发油的人主要原因其实就是脾胃湿气重。

 ## 如何去头皮屑

去头皮屑的方法有很多，最简单的就是用洗发水洗头的方式洗掉，但这种方法对于头皮屑非常多的人来说非常麻烦，所以还可以借助中医中药治疗。

去头皮屑，主要就在活血化瘀，因为头皮屑最主要的原因就是血瘀得厉害，一般可以服用桂枝茯苓丸。

 ## 【桂枝茯苓丸】

桂枝 100 克　茯苓 100 克　牡丹皮 100 克　赤芍 100 克　桃仁 100 克

将以上 5 味药，粉碎成细粉，过筛，混匀。每 100 克粉末加炼蜜 90～110 克制成大蜜丸，即得。每日服用 1 丸，可分 3 次服。

桂枝茯苓丸本是治疗妇科出血的圣方，但是一般情况下，所有与瘀血相关的疾病都可以用它来治疗，其中的桂枝可以通经络，温中下气，茯苓与桂枝同用可以降人体的水湿转化成人体的津液，能够变废为宝。而赤芍、牡丹皮、桃仁则是非常好的活血化瘀药，5者结合在一起就是活血化瘀的圣药。

20. 血管堵了身体有什么信号？吃什么能清血管

其实在中医的话语中，根本没有血管被堵住了，只有经脉不通，但是经脉不通又不能等同于血管堵住了，血管堵住了只能类似于中医的"血瘀"，其中血瘀又分为两种，一是血瘀，另外一个则是瘀血。

瘀血如何判断呢？有七大信号

第一大信号：但欲漱水而不欲咽者。

第二大信号：舌青者，为舌有郁血，则可为瘀血之佐证矣。

第三大信号：腹部不涨，但病人觉得很胀！

第四大信号：肌肤甲错，就是皮肤干枯皱缩！

第五大信号：左腹股沟疼痛，按压时更甚。

第六大信号：身体无病，但是健忘。

第七大信号：头皮屑多，身体无碍，但反应迟钝。

瘀血如何处理？可以分几个层次

第一个层次是血瘀，一般有气郁的现象，所以要解郁，需要服用四逆散才能治疗。四逆散组成为：柴胡15克，白芍15克，枳壳10克，甘草10克，这个药比较平和，对于有气郁的人来说，服用逍遥散也可以达到去血瘀的效果，可以稍微服用一些，血瘀就很难形成瘀血了。

第二个层次则是一般瘀血，可以服用三七、当归尾等一般去瘀血之药，很快就可以达到效果。

第三个层次，如果病邪比较深入，则可以服用一些桂枝茯苓丸（市场上有卖），我临床一般给有瘀血的人都建议吃这个方，效果来得非常快，特别是腹股沟有疼痛感觉的人。

第四个层次，是对于有气虚的情况，一般就是在去瘀血的同时加上一些补气之药，因为中医讲究气血，气为血之帅，如果气虚了，血自然就不能很好运行，所以可以在桂枝茯苓丸的基础上加上人参、黄芪等药。

第五个层次就是一些深层次的老瘀血，还有肾虚，这种就需要服用水蛭、虻虫之类很强的活血化瘀药了，只有这样才能将这些瘀血除尽。

 如何预防

对于绝大多数人来说，瘀血的形成无非以下几点：

一是发烧形成瘀血，所以在平常生活中应尽量减少发高烧的情况，只要出现高烧就在感冒好了之后吃点活血化瘀的药。

二是跌打损伤，这些人一般都是体力工作者，或者经常出去旅游的人士，可以经常吃一些活血化瘀的药酒之类的。

三是女性月经不调很容易形成瘀血，气郁（主要是心肝两经之气）也很容易导致血瘀，这两者对妇女来说特别重要，一定要注意。

最后一种则是气虚（主要是脾经之气），因为气虚不能运化血液，造成血液运行不通畅。注意了这几个方面，一般就很难形成瘀血！

 饮食上注意什么

要多吃一些通性强的食品，很多藤本蔬菜食品，比如空心菜、豌豆尖、地瓜苗等藤本植物都有活络通经的作用。

另外，要注意补充阳气，可以时常服用生姜，在食物中加适量生姜或者花椒之类的调料！

21. 睡觉时突然一抖，像踩空一样，是什么病？中医告诉你

绝大多数人都有过睡觉时突然一抖的感觉，心里不知道，但是身体有感觉，自己动，这种抖动完全不受人的意识控制，所以很让人害怕，一般这种情况在什么时候发生呢？一般都是在非常累的情况下发生。

别以为这个是现代人的发现，其实古人老早就发现了，并且有一定的治疗手段和预防手段，古人将这种感觉叫"筋惕肉𣊓"，原因就是服用了过多的发汗药，人体的津液丧失太厉害了。

 筋惕肉𣊓的原理是什么

古人认为，阳气者，精则养神柔则养筋，发汗过多，津液枯少，阳气太虚，筋肉失养，于是就会出现身体不由自主的抖动，像踩空了一样的感觉。

其实不仅仅是出汗太多会出现这种情形，在劳累过度的时候，因为心血不足或者津液不足也会出现这种情况，也就是我们日常碰见的那样。造成这种情况的因素主要有两个，一是阳气虚，不能养筋，一是津液虚，不能润肌肉。

 根本原因是什么

造成这种情况的根本原因就是人体的大肠、小肠主津液的功能出现了问题，所以会出现体内津液不足，阳气不旺。按照西医来说，其实就是肠胃植物神经紊乱，导致人的行为不受意识控制。

 如何预防

要预防这种情况，对症状持续时间短的，可以在睡前补充一定量的水分，使体内津液充足，就自然不会出问题了。

如果症状持续时间长的话，就必须补脾胃，使脾胃健康，肠的功能恢复正常，自然能够补充水液，这样就不会出现筋惕肉瞤了。

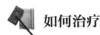 **如何治疗**

可以服用一些茯苓，因为茯苓是一味非常好的健脾胃、帮助人体恢复津液的药，能够帮助脾胃运化水湿，能够将人体的水湿之气化为津液，同时能够补充心血，安心神，对于治疗这种疾病是专药。

具体来说，每天用 5 克茯苓煮水，或者打成粉之后吞服就行了！

22. 人为什么会晕车？有什么方法预防

晕车是很多人有过的经历，有的人是一辈子晕车，天生的。有的人则是选择性晕车，只有在特定的时候才会晕车，为什么？

一般情况下，晕车或者晕船，表现为初时感觉上腹不适，继有恶心，面色苍白，出冷汗，旋即有眩晕，精神抑郁，唾液分泌增多和呕吐，可有血压下降，呼吸深而慢，眼球震颤，严重呕吐，引起失水和电解质紊乱。症状一般在车船停止运行或减速后数十分钟和几小时内消失或减轻，亦有持续数天后才逐渐恢复，并伴有精神萎靡，四肢无力，重复运行或加速运动后，症状又可再度出现，但经多次发病后，症状反可减轻，甚至不发生。

现代科学认为这个现象与小脑有关，也有认为与遗传因素有关，但是中医则从另外一个角度认为，晕车原因有三：

其一则是"无痰不作眩"，中医认为很多疾病是痰饮所导致的，包括眩晕。

其二则是肝出了问题，所以《黄帝内经》讲"诸风掉眩，皆属于肝"，肝脏的功能是疏布津液，如果出了问题就会出现很多头晕、风邪很盛的情况。

其三则是无虚不作眩，人体的气血太虚，则无法上行滋养大脑，出现眩晕在所难免。

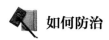 **如何防治**

中医认为，"无痰不作眩"，会出现眩晕症，一般都是体内有痰饮，当人体内的阳气疏布出了问题的时候，就会出现眩晕、呕吐、恶心，所以对于这类晕车患者用温化痰饮的中药就可以达到很好的作用，一般会使用苓桂术甘汤、半夏厚朴汤等名方。

从五脏讲，则是"诸风掉眩，皆属于肝"，所以对很多晕车者要从疏肝理气的角度治疗，这种情况下特别是有肝阳上亢者，在现实生活中多是一些三高患者，对这些人可以用镇肝息风汤、半夏白术天麻汤等，都可以达到很好的治疗效果。

另外，还有些医家认为"无虚不作眩"，其实对于很多间歇性晕车的患者，主要原因则是因为虚，当身体状态好的时候就不晕，而当身体状态不佳的时候，则晕车。对于这种患者，一般建议可以在晕车的时候备好一点红参片，如果晕车就可以口含人参片，一般也能及时起效。

最后，经常以内关穴作为临时治疗晕车的救急穴位，只要晕车就可以以这个穴位解救，效果一般非常好。

23. 痔疮难治，如能做到这三点，就不用找医生了

"十人九痔"这句话在白领圈是非常火的暗语，我接触的很多白领病人都会告诉我，"哎，医生，我有痔疮，能治好吗？"但是患者怎么每每在得了痔疮之后才想起治疗，在久治不愈之后才想起怎么预防呢？这也说明痔疮的严重性和人们对痔疮的不了解。

西医认为"痔疮是人体直肠末端黏膜下和肛管皮肤下静脉丛发生扩张和屈曲所形成的柔软静脉团。多见于经常站立者和久坐者"。所以最好的预防措施就是适当运动，保持血脉正常。

但是中医也这么认为么？

中医认为痔疮的病因有三

第一个原因就是肺气虚，大家都知道痔疮是长在肛门附近的，否则就不叫痔疮了，而肛门在中医来讲其实就是"魄门"，《素问·五脏别论》说："魄门亦为五脏使，水谷不得久藏。""然魄门者，肛门也。肺藏魄，肛门上通于大肠，大肠与肺为表里，故亦可称之曰魄门"，肛门的疾病与之关系最为密切的就是肺脏，而肺气足则肛门不会生病，所以第一个重要原因就是肺气虚。

第二个原因则是湿热重，痔疮发展至后来一般都会出现下血，这种在中医看来其实都是因为湿热之气太重，所以一般痔疮发作都是在人体湿热重的时候，或者吃了辛辣或辛温食物之时，治疗痔疮大多数情况下都会选择寒凉的药。人体湿热重往往是在气虚的情况下更容易出现，气不虚则不容易出现湿气重，更别说湿热重了。

第三个原因则是气结，疏泄不通畅。痔疮的形成都会有所谓的痔头，其实就是息肉之类的，或者说经脉团，这些其实都是肝主疏泄的功能出现了问题，气结于下焦。

在以上三种原因的作用下，痔疮发生了。其中，久坐者容易导致局部气血不通畅，所以高发；久站立者易气虚，也会导致痔疮高发。

 ## 如何预防

在预防时，我们主要考虑这三个因素。

肺气虚的人可以多吃一些含黄芪的茶，或者用黄芪搭配其他药物泡水喝，黄芪也是一味治疗痔疮的有效药物，很多轻的痔疮都可以用黄芪治愈。

所以肺气虚者，可以常备一些带黄芪的方剂，比如玉屏风散：防风30克，黄芪60克（蜜炙），白术60克。可以自己买中成药，亦可以到药房抓药自己熬，熬成600毫升，分温三服，如果内脏极虚则不建议服用。

气结者，可以选择撮谷道，就是每天不断地提肛，练习久了魄门自然就会气血通畅。孙思邈极为推崇此法，《备急千金要方》中有"肛门常宜撮"，练习气功时多主张收肛或提肛，不仅可以防治痔疮，而且有使内气收敛，贯注于脊中等作用。一般早晚各行三十次。

学中医 用中医